小川秀夫

新版

奇跡の温泉免疫療法

治りたければ、3時間湯ぶねにつかりなさい!

共栄書房

新版・治りたければ、3時間湯ぶねにつかりなさい！——奇跡の温泉免疫療法◆目次

はじめに　5

第1章　がんとはどういう病気か　9

①がんとは一体どういう病気なのか　13
②なぜがんは発症するのか　18
③なぜがんは難病死病と言われ治らないのか　24
④がんはどうしたら治せるのか　31
⑤がんにならないためにはどういうことが大切か　37
⑥術後、再発させないためには何が大切か　40

第2章　がん患者は薬で殺される　44

第3章　がんとの向き合いかた　74

第4章　血行を良くすれば治る！　109
第5章　難病と闘い続けた人生　139
第6章　温泉療法の極意　171
①　湯治　176
②　睡眠　196
③　食生活　202
④　学習　206
おわりに　217
参考文献　220

この本は『治りたければ、3時間湯ぶねにつかりなさい!』（二〇一七年）の新版として出版したものである。

はじめに

人は誰しも、病気を治すために免疫、つまり自然治癒力（ホメオスタシス、生体恒常性維持機能）を備えている。その病気を治すための「必要条件」を生活の中で満たして、「自然治癒力」を働かせることが叶えば、薬物に頼ることなく健康体に戻すことができる。不治の病とみなされている「がん」でさえも例外ではない。

古来、「病」は「気」からと言われる。そして病気は「気」が「病」むと書く。

これは、人間とは心身が一体となった存在である以上、自然治癒力を働かせるような日常生活のあり方が当然、精神面の「気」の持ちようを含むからである。

精神面を含めた日常生活のあり方が、人を病気にしたり、快気つまり健康にしたりしている。自然治癒力とは体の単なる生理的な機能ではない。その人の生きる姿勢と密接に結びついている。

自然治癒を働かせて病気に立ち向かうということは、個々の症状、個々の臓器をバラバラに見るのではなく、心身を一体のものとして把握しなければならない。

統合的な見方、つまりホリスティック（全身、全体的）な観点が求められる。自分の体は自分が一番分かっているはず。そうした一般の人々の目線で見た時、「がん」とは一体どういう病気なのだろうか、私は長年このことを考え続けてきた。

若い頃、家族が特定疾患の膠原病《こうげんびょう》（ＳＬＥ）で苦しんでいた時、免疫抑制剤プレドニンの「薬漬け」治療に疑問を抱き、強引に薬から離脱させた。

そして、自然治癒を生かすものとして、日本古来の温泉湯治《とうじ》こそ健康回復への王道であると信じ、数年間、温泉湯治療法を試みた結果、家族は難病を見事に克服できた。

そうした経験から、難病中の難病と見られているがんについても、克服できることがわかった。抗がん剤、放射線治療などの化学療法に頼ることなく、温泉湯治を軸にした日常生活の改善で血中のリンパ球を増やし、免疫力を高めることさえ叶えば、健康体に戻すことができるという確信にいたったのだ。

●数々の難病もサポート

私は過去三十数年間、がんを筆頭に、アレルギー疾患のアトピー性皮膚炎、リウマチ、膠原病などさまざまな疾病を抱える人々が自然免疫療法を学習し、実践するサポートをしてきた。具体的には温泉湯治を軸にした日常生活の大切さ（食生活、睡眠、運動、学習）、そして自然治癒力の素晴らしさを実体験することから始まる。

本書は私なりの「がん」への理解を踏まえて、あまり難しくとらえず、この病気との向き合い方を解説したものである。それは、誰にでも理解できて気軽にできる、体に優しい「セルフケア」としての温泉湯治・自宅湯治である。

●劇的に治せる人はただ一人

がん発症を悲観して、恐怖心にさいなまれる必要はない。

ほんの数年前までがんや難治性疾患で人生を悲観していた人々が、温泉湯治・自宅湯治を行うことで健康体を取り戻し、輝かしい人生を再スタートさせている。しかも温泉湯治・自宅湯治は簡単な治療法で、自宅で気楽に実践でき、誰にでも有効で体に優しい。難しいことは何もない。

私は湯治で難病を克服し、感激に溢れ喜びに満ちた人々を、数万症例見てきた。それらの人々の中で、がん患者の温泉湯治・自宅湯治による回復の経過を基に、自然免疫療法の指針をこれから述べていこう。

世の中には、あなたのがんを魔法のように治せる特効薬も、サプリメントもない。また魔法のように治せる医師もいないし、もちろん病院もない。

しかし、あなたのがんを魔法のように劇的に治せる人、奇跡的に治せる人がこの世に一人だけいる。

それは、他ならぬ「あなた自身」だ。それも、活性化されたあなたのリンパ球免疫細胞・NK（ナチュラルキラー）細胞だけが、それができる。

これについてしっかりと学習、実践し、がんを克服してほしい。

この本がそのための一助となれば本望である。

第1章　がんとはどういう病気か

●がん細胞はできては消えている

健康な人でも、体内でがん細胞は一日五〇〇〇～六〇〇〇個できているという。しかし、がんが発生した時点で免疫が非自己、つまり敵だと判断したら、白血球のリンパ球によって駆逐され取り除かれるので、すべての人ががんを発症するわけではない。

極度に免疫が低下した人の体内では、がん発生後、次第に「がん化」していくこともある。しかしがん化して進行中のがんであっても、時としてそのがんが増殖を停止し、縮小、消失することもある。

人の体は、日常生活の良し悪しによって免疫力が左右され、抵抗力に強弱が生じている。その人の日常生活により、精神的・肉体的にキャパシティを超えるほどの負荷（ストレス）を継続的に受けると、がんになりやすくなる。自律神経の交感神経に緊張をもたらし、白血球の顆粒球が増え、活性酸素が組織を破壊してしまい、がんが発症する。つまり、体がストレス過剰による負荷を処理できず蓄積した状態が長年続くと、交感神経の緊張が続く。こうして免疫力を極端に低下させた時に、がんは発症するのだ。

それは、すべての人が持つ「がん化遺伝子細胞」が変異を引き起こし、「がん遺伝子」と「がん抑制遺伝子細胞」の乱れが起こり、次第に「がん化」し、「進行性のがん」になるということである。

しかし、宿主の生活改善により自律神経のアンバランスな働きが正されれば、免疫力は向上する。それが継続すれば、がんの進行は停滞し、がんの「治癒」が始まり、いずれがん細胞は縮小し消退してしまう。

実は人の体内では、宿主が気付かないだけで、このようなことが日常生活の中で頻繁に起こっている。人の体内では、その日ごとに、日常茶飯で宿主の免疫力の強弱が変化している。リンパ球の増減で、がんの「発生」「消滅」が頻繁に繰り返されているという事実である。つまり、朝存在したがん細胞が夜には消えていることもあるのだ。

この事実を無視した生活を送ってはならないし、また考えなしに薬物治療を継続して、免疫を阻害してはならない。

では、体にどのような条件が揃った時、自然治癒によってがん細胞の縮小・消失が始まり、逆にどのような悪条件が揃った時、がんは発生するのだろうか？

実はここに、がんを容易に治す、大切な「鍵」が秘められていたのである。

●がんは自然治癒するのか？

がんの治癒について、本書では以下の視点から考えてみたい。

①がんとは一体どういう病気なのか
②なぜがんは発症するのか
③なぜがんは難病死病と言われ治らないのか
④がんはどうしたら治せるのか
⑤がんにならないためにはどういうことが大切か
⑥術後、再発させないためには何が大切か

これら六つのテーマに沿って、がん克服の基本となる大切な考え方、さらに一番大切な術後に再発させない寛解期の過ごし方とその重要性について述べていこう。

そもそも、がんという病気は「自然治癒」するのだろうか?

今日まで三十数年間、私は、アトピー性皮膚炎、ぜんそく、リウマチ、膠原病等アレルギー疾患をはじめ、さまざまな難治性疾患の克服法を提案してきた。この、私が行ってきた自宅湯治・温泉湯治は、自然免疫療法である。がんを克服するための補完代替療法、また西洋医学に融合する統合医療の画期的な治療法として、今後大きな役割を果たしていくことになるだろう。

自然免疫療法は、現代医学の薬物に依存する対症療法(アロパシー)と異なり、薬物に依存しないで病気になった原因を探り、元から治す自然療法(ナチュロパシー)である。つまり「原因療法」であり、患者自身がまず「がん」という病気に対する正しい考え方をよく学習し理解して、自力で治すという強い姿勢になることが大切になってくる。なぜなら、その確信に満ちたアグレッシブな姿勢が劇的な免疫力向上に繋がり、がん細胞を攻撃し撃退するからである。

温泉湯治・自宅湯治療法などの自然免疫療法は、がんに限らず、人の体に発症しているさまざまな疾患を同時に改善していくため、すべてのがん患者に共通した改善効果が現われる。したがってその治し方は個々によって異なることはなく、まったく同一である。

① がんとは一体どういう病気なのか

現在の医療技術の進歩は目覚しいものがあるが、相変わらずがんは、完治がむずかしい難病、死に至る病と認識され、恐怖と死の代名詞となっている。

日本では現在、がんは〝国民病〟となり、六五歳以上の二人に一人ががんに罹患し、そのうち三人に一人が亡くなっているという。そして一五〇万人のがん患者が治療を受けているといわれている。

しかし実態はそれにとどまらない。現代医療に見切りを付け、それらの治療から離れた患者、また医師から治療放棄つまり「サジを投げられた」患者、そしてさまざまな治療や代替療法を求め「がん難民」としてさまよう患者の総数は、実に二五〇万～三〇〇万人ほどの数に上るという。

●八〇%のがん患者、家族が不安・不満を持つ医療

過去五〇年間、がんに関する研究と治験は膨大な数に達し、治療法は飛躍的に進歩を遂げてきたという。しかし、なぜか患者数は減少することなく増加の一途をたどり、生存率は低下を続け、治療の成果は思うようには得られていない。

現在日本では、前述のように六五歳以上の二人に一人ががん患者で、三人に一人が死亡しているという現状であり、毎年六〇万人のがん患者が増え続けている。最近では五十代前半の罹患者が急増し、早期死亡者が際立っている。

あるアンケート調査によると、八〇%のがん患者、そしてその家族が、現在のがん医療に不満を抱いているという結果が出ている。これは現代医療のがん治療のあり方に警鐘を鳴らし、何か大きな問題を提起しているようだ。

現代のがん医療は、他の慢性疾患や難治性疾患と同様、正確な「的」を射ることができず、治すことには繋がらない「的外れの治療法」を確立してしまっているようだ。特に初期治療のありかたが重要で、ここに慎重を期さなければ、がんはいつまで経っても「死んでも仕方がない病気」ということになってしまう。

●早期発見、早期治療がもたらす早期衰弱、早期死

近年、ある大手企業が開発した技術では、一滴の血液から一三種類のがんについて、二〇分足らずで、ステージ0から九九％の確率で罹患の有無が判別できるという。

このように医療技術の進歩は目覚ましく、それらの機器のおかげで発生するがんを細胞レベルで発見することが可能になった。早期発見・早期診断により、効果的な治療ができるようになったという。

しかしこれはあまりに拙速だろう。真に患者の体を思い、がんを治すための治療を施すのであれば、まだその時期、抗がん剤や化学療法等、患者の体にダメージを与える治療法は選択すべきではない。初期の段階で、患者はそのような治療をまだ受けない方がよいと思う。

なぜならそれらの治療は、免疫の働きを阻害するからだ。確かな回復の科学的エビデンス（証明）がない限り、患者の「命」を粗末に扱う結果に繋がるだけである。早期発見、つまり細胞レベルのがん細胞の段階で、いたずらに施すべきではない。

まだがん細胞に成長する可能性があるという段階であれば、何もしないで放っておいた方が良いケースもある。いたずらに積極的な治療を施してしまうと、それらが逆にがん細

胞として成長し、増殖する結果を招く場合もあり、結果として無謀で危険な選択になることもある。このような「早期発見」「早期治療」が患者の体力を「早期」に奪ってしまい、結果的にがんが猛威を振るって「早期死亡」に繋がってしまうこともあるのである。

近藤誠医師は著書『がん放置療法のすすめ』（文藝春秋）で、ほとんどの人はがんを見つけたらすぐに治療を始めるが、慌てて治療を始めることの不利益を説いている。放置してもがんは転移せず、大きくならない人が多いからである。

自然免疫療法にとっては、先の大手企業が開発したがん判定技術などは素晴らしい大発明であり、このような技術を駆使した早期発見による早期治療は、患者のためには大変良いことである。しかし、早期にダメージを受けてしまう結果に繋がる可能性のある、手術、抗がん剤、放射線等の治療については、考え直してみたほうがいい。

自らのがん発生が早期に、まだ細胞レベルで発見できれば、抗がん剤等の化学療法を施す前に、自然免疫療法を選択肢に加えるべきだ。この段階で生活改善をはかり、温泉湯治・自宅湯治というセルフケアを徹底すれば、その程度のがん細胞であれば、早ければ二～三週間程度の湯治で消失、治癒してしまうケースが多いからである。

●早期発見、何も治療しない

例えばがん検診で、ある部位に「小さながん腫瘍」が発見された場合、まず手術や抗がん剤等の化学療法は控え、患者は「免疫力を高める」ための治療を施すことが大切になってくる。そのための最善の治療法は、「なんの治療も受けない」つまり「何もしない」ことである。体にがんの「腫瘍」が存在することが分かったらそれでよい、あとはしっかり経過を観察すればよいのだ。

患者はなぜ自分ががんになったのか「がん発症の原因」に気付き、しっかり過去の生活態度を猛省し、素直にその事実を受け入れればそれで良い。したがって決して落ち込みや不安、恐怖心にさいなまれる必要はないし、また焦って早期治療に走る必要もない。

がんは発生後、小豆大の大きさに成長するのに少なくとも一〇～一五年、人によっては二〇年程度かかっている。これでも日常生活にはまだ支障がない状態であり、静かに見守っていればよい。

この時大事なのは、生活を改善し免疫を高めることだ。そして湯治生活に専念すれば、先にも述べたように数週間～数ヶ月程度で、その「小さながん腫瘍」は「自然治癒」し消失するのである。

まずは一ヶ月ほど毎日体を温め汗をかく湯治生活が実践できたら、病院で検査をしてみればよい、完全治癒の目安が立つほど回復が得られている人々が多いからである。

②　なぜがんは発症するのか

●人の体内では毎日がん細胞が発生している

すでに述べたように、人の体内では毎日がん細胞が発生している。そして免疫の攻撃をかいくぐり体内に残るがん細胞は、数百万〜数億個ともいわれている。人の体を構成する六〇兆個の細胞から比べてみると、それらは微々たる数であり、正常な範囲内だという。これら体内に残る数は、宿主の免疫力の強弱によって極端に差が出る。

しかし、それらのがん細胞が「がん化」し、無限に増殖するのであれば、とっくの昔に人間は絶滅していて今頃生きている人は誰もいないことになる。体のあちこちにがん腫瘍を抱えながらも、がんでは死なないで天寿をまっとうし、老衰で亡くなる人も多いのである。

結局のところ、抗がん剤、放射線という性急で攻撃的な治療に走ることで、いたずらにがんを刺激し、その結果が早期死亡に繋がっている。この場合、死因はがんではない。抗がん剤、放射線治療という、人の生きる力や免疫力を無視した治療によって亡くなったということである。

現在の日本ではがん患者で死亡する人の約八〇%が、がんではなくこれらの治療で死んでいるという事実がある。

ある大学付属病院で一年間に亡くなったがん患者のカルテを精査したところ、八〇%はがんではなく、抗がん剤や放射線などがん治療の副作用で死亡していた。

この事実を博士論文で発表しようとした若手医師は、目の前で学部長に論文を破り捨てられたという。この事実は、病院にがんで入院したら、八〇%の確率で抗がん剤等薬物の副作用で殺されるという現実を示している。

●体への償いの気持ちを持つことが大切

もし患者が、がんという病気をよく学習し理解して不安や恐怖心を取り除き、克服するために必要な条件を生活の中で満たし、それらを実践すればどうなるか。容易にがんを克服、また術後の再発を防ぐことができ、生存率は飛躍的に伸びることになり、がんで死亡する人は激減することになる。

そのためには、がんという病気の正体をよく認識し、現在のがん医療の実態をしっかり見極めたうえで、発症期の治療法の選択にかからなければならない。まさに患者にとって運命の分かれ道であり、のちのち悔いを残さないためにも、くれぐれも冷静に判断すべきである。

がんで亡くなった多くの著名人が臨終の間際に遺した言葉は、一様に「医者に騙された」「抗がん剤に騙された」である。医療に依存し過ぎると、がんは克服できない。しかし自らの体に依存すれば、がんの克服は自らの意のままになるものだ。

そのために大切なこととして、「人の生きざまは、死にざまである」ことを理解しておかなければならない。がんにかかってしまった人に、「体に対して思いやり、労わりの気持ちを忘れ、わがままでいい加減な生活を優先した結果ではないか」と、〝体〟は一言文句を言いたいはずだ。「医師に騙された、抗がん剤に騙された」と嘆きながら逝ってしまっても浮かばれない。

まずは自分自身の生活に対する猛省の気持ちを持つことから、がんを克服するための治療は始まる。「最期まで他力本願」では救いようがないと、きっと体は困っているはずだ。

●がんは無限増殖する？　ウィルヒョウの呪い

がんは発症後、宿主が相変わらず「免疫力が低い体」で生きている限り、つまり免疫力を高めるための生活をしないままでいると、ステージⅠの早期がんからステージⅣの末期がんに向けて細胞の増殖が進み、いずれ宿主を死に至らしめる。またどのような先進医療、新薬抗がん剤、放射線治療であっても、患者の免疫力を高める治療法でない限り、これも結果は同じである。

治療をしてもしなくても結果が同じであるなら、これはまさしく「難病」「死病」であろう。

実はがんを「難病」「死病」であるとした背景に、一人の医学者の存在がある。一九世紀ドイツの細胞病理学者、ルドルフ・ウィルヒョウである。

ウィルヒョウは、「がん細胞はひとたび生まれたら宿主が亡くなるまで無限増殖を続ける」という「がん細胞無限増殖論」を唱えた。これが〝呪い〟となって、今日までがんを難病・死病とするイメージの根幹となっているのだ。

これは、人間が持つ免疫力や自然治癒力の存在を全く無視した固定観念である。その根底にあるものは、「細胞は細胞分裂のみで生じる」という説である。ゆえに「がん細胞も細胞分裂で増殖していく」と主張しているのだ。現代医学の教科書にもそのように記述されており、医師たちはこの無限増殖論を信じ切っている。

しかし最近の診断技術の精度向上によって、人は赤ん坊から年寄りまで、平均して一日五〇〇〇個のがん細胞が生まれていることが分かってきた。ウィルヒョウは「がん細胞は一つでも生まれたら無限増殖して宿主を殺す」と断言している。もしこの説が正しいのであれば、人類はとっくの昔に絶滅していたことになる。

二〇〇〇年後の今日、日本のがん医療界はいまだに、この間違ったウィルヒョウの呪縛から逃れられていない。医療現場ではその理論をもとにがん患者に治癒を諦めさせ、また自らも、がんの完全治癒を半ば諦めたような治療を施している。

●人々は医療の変革を求め始めている

このように現代のがん医療界は、がん細胞の無限増殖という誤った固定観念を基に、細胞毒である抗がん剤や放射線治療等の化学療法を正当化・常識化し、それらにがんの治癒というあるはずもない可能性を求めている。したがって患者は真面目に、熱心に治療を受ければ受けるほど、早期死亡に繋がり、本来の目的である「がんの治癒」は永遠にない。

医師も完全治癒については極めて悲観的で、曖昧な言動に終始せざるを得ない。患者が医師に「私のがんは治りますか?」と聞けば、「そうだね、治るといいね」としか言えない。すべての医師が、真にがんを治す治療としての化学療法の〝無意味さ〟を、充分承知しているからであろう。

あるベテラン医師は言う。

「現代のがん医療界では、他に代替療法など良い治療法の選択肢があっても、病院の経営面から保険適用の治療法しかできないし、またやれないのだ、今はこれしかないのだ」

また、メスのさばきは神の手とすら呼ばれた九州のある名外科医は、一〇年前になぜかメスを捨てた。

「なんぼ切っても、切っても、がんは治らん。治ったように見えてもまた出てくる。更に化学療法にも絶望した。ありとあらゆる抗がん剤も使ったけど治らない、抗がん剤で治った例があったら教えてください、一例もないはずです」

その名外科医は代替療法クリニックを開業し、がん医療に大きな成果を挙げているという(以上、『病院に行かずに「治す」ガン療法』船瀬俊介著、花伝社より)。

現代の医療界においてがんの治療は、誤った的外れの治療法が確立されたことにより、がんという病気を難治性疾患や死病にしてしまったようだ。

つまるところ、命に関わるがんという病気の治療に、大切な原因療法を一切無視し、対症療法という「薬販売目的、売上利益優先」の治療を確立したところに、治るはずの病気を難治性疾患に、また死病にしてしまった要因がある。

③　なぜがんは難病死病と言われ治らないのか

●根治的治療法が存在しない難病の実体

がん治療と、原因不明・治療法不明とされる現代病の治療とは、まったく同じ図式になっている。膠原病やアトピー性皮膚炎、ぜんそくなどアレルギー疾患の治療における、免疫抑制剤のプレドニン、ステロイド、プロトピック軟膏などである。これらも同様に、病気を治すための治療ではなく、薬を売るための治療になっているのだ。

その薬物治療をすることによって自律神経の働きを乱し、さらに病気は難治化する。つまり原因不明、治療法不明の難病という、現代医療にとって大変都合の良い難治性疾患をつくりあげてしまっているのである。医学専門書でも「原因不明、治療法不明の難病」として「本症は、根治的治療法は存在しない」と記されている。

これらの疾患者は使用する薬をやめて、自然療法の自宅湯治・温泉湯治を少しの間やってみればよい。汗をかき、体が温まれば温まるほど楽になるはずだ。いずれそれらの病気は、薬を使わなくてもかゆみや炎症、喘息の発作が出なくなり、治ってしまう。原因不明・治療法不明の難病などでは決してないのだ（詳しくは拙著『アトピー性皮膚炎の治し方が分かる本』かんき出版、を参照）。

ここで少しアレルギー疾患について述べておこう。

●花粉症患者は自宅湯治で体を温めよ

アレルギー疾患の花粉症であるが、日本では実に二〇〇〇万人ともいわれる人々が植物の花粉が飛散する時期、くしゃみ、鼻水、鼻づまりという辛い症状に悩まされ続け、毎年大騒ぎになっている。しかしいまだに有効な治療法も根治的治療法もなく、この病気も治療法不明の現代病、つまり難病としてあつかわれている。

治療法が見つからないので、花粉を飛ばす雑草や杉の木が悪いといっては懸命に伐採している。これらは実に愚かな対処法である。なぜなら花粉を飛ばす雑草や樹木に原因があり、それらが悪いわけではない。花粉症を引き起こす人々の体が悪いのである。その時期まったく鼻炎など花粉症の症状が出ない人も大勢いる。それらの人々と花粉症で悩む人々との「体の違い」を比較対照してみれば、答えは簡単に出るはずだ。

実は花粉症にならない方法が一つだけある。

花粉症になる時期、つまり花粉が飛散する二～三ヶ月前から十分な睡眠をとり、さらに入浴時少し長湯にして（一五～二〇分）しっかり体を温めるのだ。自宅湯治によって常に温かい体、つまり冷えの症状がない体にしておけばよいのである。するとその時期になってもまったく症状が出なかったり、症状が軽かったりということに気付き、驚くことになるだろう。

さらにもう一つ素晴らしい〝おまけ〟が付いてくる、免疫力が高くなり、まったく風邪をひかない体に変わるのである。

●鼻炎、ぜんそく、アトピー、食物アレルギーも低体温を改善すれば治る

さらに鼻炎の話もしておこう。季節性の鼻炎で悩む人、慢性鼻炎で悩む人々も数多い。鼻で息が出来ない状態はなんとも苦しいものであり、また常に鼻声というのも冴えないも

のがある。これらの季節性鼻炎、慢性鼻炎も、治し方は前述の花粉症と同様、低体温を改善し常に温かい体にすることである。

湯船に入って一〇分、二〇分、三〇分……と体が温まってくると、鼻の息がよく通ってくるのが分かるはずだ。体から冷えの症状をとり、常に温かい体にしておけば、鼻炎、慢性鼻炎、喘息の症状はなくなっていくということである。つまり前述の問題で言えば、杉林が悪いのではなく、冷えの症状を持つ人々、つまり低体温者が原因ということである。

この方法、花粉症、鼻炎、ぜんそくに苦しむ皆さんはぜひ試してみる価値がある。人の体から冷えの症状を取ることがいかに大切か、実体験することになるからだ。事実の証明「エビデンス」は、患者自ら得ることができるのである。

これらは何も驚くことではない。人に備わる内なる自然治癒力というものは、ありとあらゆる病気の原因である冷えの症状、つまり低体温さえ改善すれば、素晴らしい働きをするのである。

つまり、極度の低体温が体の血液循環不全を招き、免疫力を低下させる。すると、本来体に無害なものが有害と認識されてしまう。この結果、免疫力が正しい働きとズレて作用する。これを「抗原抗体反応」といい、免疫はこれを学習してしまう。これがアレルギー反応の仕組みである。ここで体を温めることで、体は間違った記憶を取り消す。そして、正常な働きをする免疫システムに体が作り変えられるのである。

この作用が、人の持つ驚異の自然治癒である。

花粉症、鼻炎、ぜんそく、アトピー性皮膚炎、食物アレルギー等、あらゆる慢性疾患者、難治性疾患者に伝えたい。心配であれば薬を服用しながらでもよいので、このように体を温め、汗をかく「湯治」を日課にすれば、アレルギー疾患はすべて治ってしまう。まずは実体験したほうがよい。

●がんの定義

がんは次のように定義されているようだ。

「体内に生じた異常な細胞が、生体の調和を無視して無制限に増殖し、近くの組織を浸潤、血液やリンパ液を介して他の組織や臓器に転移することにより、臓器不全やさまざまな病的状態を引き起こし、進行すると多くの場合患者を死に至らしめる病気」

これはウィルヒョウの、がん細胞無限増殖論そのものである。

現在の医学研究では、がんは一個の細胞が異常な分裂を始めて小豆大の大きさになり症状（体の違和感）が出るまでにおよそ一〇～二〇年、あるいはそれ以上年月を要することがわかってきた。つまり経過の遅い、いわゆる「慢性の病気」と考えられている。

しかし中には、発見されてからわずか数ヶ月で生命を奪ってしまうほど進行の早いがんもある。特に胃がんや乳がんに多いスキルスがん（硬性がん）の進行は、細胞分裂が激しい若い患者では顕著である。浸潤や転移が活発で、発見時には手が付けられない状態で手術できないことも多いという。

そのような状態まで進行するからには、それなりに体に対して負担の掛け過ぎがあったわけであり、体の違和感、異常状態が「警告信号」として出続けていたはずである。さまざまな理由があったにせよ、それらを無視し、自らに都合のよい生活習慣を優先した結果でもあると考えられる。

●良性腫瘍・悪性腫瘍

細胞が異常に増殖してできたものを「腫瘍」という。腫瘍には、患者の体には影響を及ぼさない「良性」のものと、「悪性」のものとがある。

「良性腫瘍」は、増殖するものの発症した場所にとどまり、生命を脅かさない。

それに対し「悪性腫瘍」は、発症した場所から近くのリンパ管や血液の中に入り、流れに乗って周囲に広がり器官や臓器に転移増殖する。患者の体に影響を及ぼし、最終的には患者を死にいたらしめる。それが悪性新生物、つまりがんである。

厄介なのは、がん細胞が飛び火すること、つまり転移することである。また、治療に用いた放射線、抗がん剤の副作用が原因で免疫力が相乗低下し、転移が顕著になることもある。そうなると医原性の多重がんや二次がんが発症することもあり、その増殖も相乗的な悪化につながる。さまざまな治療を施しながらがんと闘う宿主を、死に至らしめるのである。

ウイルスや細菌のように、体の外から侵入するものを原因とする病気は、ある程度防ぐことができる。しかし「がん」は、それらとは違う。免疫力低下によりがん促進遺伝子と抑制遺伝子のバランスの乱れ等が生じ、自らの細胞が自分の体を蝕む敵になったわけである。外からの防衛ばかり行なっても体内で発生してしまうのだから厄介で、まさに「獅子身中の虫」である。そしてその悪性新生物は自身の細胞が変化したものであり、最後はがん細胞自身も増殖後、宿主の体と共に死滅するのである。

したがって、がん発症を予防し、またがん細胞の増殖を抑制し、殲滅し、治すためには、宿主のがんに対する防衛機能、つまり免疫力を高めること以外にその治療法はない。そのためには日常生活に気をつけ、体にがんの発生、増殖を許してしまうような極度な免疫力低下につながる生活環境、生活習慣を改めることが大切になってくる。

④　がんはどうしたら治せるのか

●がんは自然治癒する

免疫機能とは体の異常を排除するシステムである。普通の免疫力を備えた人の体では、がんは発生した時点で白血球のＮＫ細胞（ナチュラルキラー細胞）により撃退され、取り除かれる。

抗がん剤や放射線治療では、がん細胞を殺す際、同時に周りの正常な細胞までも皆殺しにするジェノサイド（皆殺し療法）になってしまい、体に深刻なダメージを与える。それに対しこのＮＫ細胞は、的確にがん細胞のみを喰い尽くし撃退する。決して味方を傷つけることはしない。

ある医学者は言う。

「人の体では一日五〇〇〇〜六〇〇〇個のがん細胞が発生しているが、誰しもが、がんを発症するわけではありません。がんがあるということと、がんが発症することは即繋がらず、がん細胞が一〇億個くらいに増殖して初めてがんになるのです。しかしそこまで増殖する間に、健康な人ならば免疫によって毎日、がん細胞を攻撃排除するので、そう簡単にはがんにならない」

健康な成人でも常に体内に数百万から数億個のがん細胞があってあたりまえで、それが正常な状態であるという。一〇〇万個のがん細胞というと、ゴマ粒一個程度の大きさであり、それがなぜ大きくならないのかは、先に述べたように常に体内をパトロールしているナチュラルキラー細胞（ＮＫ細胞）が、絶えずがん細胞を攻撃し、殺してしまっているからである。

●ＮＫ細胞を活性化するとがんは消える

実は一九六〇年代、「健康な人にもがん細胞は発生しているが、免疫機能がそれをつぶしている」という学説が提唱されていた（バーネットの癌免疫監視説）。その理路は、これまで説明してきたとおりである。

がんを殺す免疫細胞は、一九七五年、元山形大学学長の仙道富士郎博士と米国のハーバーマン博士によって同時発見され、報告されている。

これによってウィルヒョウの「がん細胞無限増殖論」は根底から覆されたはずだったが、世界の医学界はこのＮＫ細胞の発見を「故意に黙殺」して今日に至っている。

なぜそんなことになったのか。

がんを治すため、また「がん」にならないためには、ＮＫ細胞、つまりリンパ球を増やせばいいという事実に人々が気付いてしまうと、抗がん剤などの化学療法も根底から覆されることになり、その存在理由、存在価値は消え失せてしまう。だからこの事実を依然として無視・黙殺し、今もあまり触れたがらないのである。

しかし、がん医療界が好むと好まざるとにかかわらず、これらは現在では周知の事実となっている。既にＮＫ細胞発見から五〇年以上が経過しているが、現代医療では相変わらず、抗がん剤、放射線治療法、先進医療等の化学療法を続けている。

また免疫療法等、ＮＫ細胞を活性させるためにさまざまな治療法を研究開発しているようだが、何かと利権がらみで現段階では大きな成果に繋がってはいないし、真にがんを治す治療法としては確立できていない。

自然免疫療法である温泉湯治・自宅湯治のように、顕著な改善が認められる画期的な治療法があったにしても、それが「セルフケア」である限り、がん医療界としては事業にはなり得ない。つまりレセプト（医療報酬）に結びつかず、現段階では「黙殺」を続け静観するしかないようだ。

現代のがん医療が患者のがんを治癒に導くための治療法の確立は、NK細胞が命運を握っている。抗がん剤や放射線療法を止めない限り、NK細胞の活性化はあり得ないのである。

●体を温めるとNK細胞が増える

がん患者は、これらの事実をしっかり心得るべきである。なぜならがんを治す秘訣はここにこそあるのだ。

免疫細胞・NK細胞を活性化するために一番大切なことは、抗がん剤等化学療法を絶ち、常用する薬物を控えることである。そして普段の生活態度を見直し、明けても暮れても暇さえあれば風呂に入り、徹底して体を温める「湯治」をやればよいのである。

体が温まれば温まるほど、汗をかけばかくほど血液循環が促進され、代謝が盛んになる。

さらに低体温、低酸素、高血糖が改善されるため、毎晩熟睡が得られ、その結果、免疫力は四～五倍と高くなりＮＫ細胞が活性化する。つまり、リンパ球が増えるという事実である。

私が温泉湯治・自宅湯治を、「がんを治す驚異の治療法」として勧める理由が、ご理解いただけたと思う。

今日からでも自宅湯治をしてほしい。体が日増しに楽になり、一〇日間、二〇日間、三〇日間……と続いたら、かかりつけの病院で検査をしたらよい。血中のリンパ球が増え続け、改善が認められるはずだ。それらに気付いたら、あとは、がんが消えるまで気長に生活日課としてやり通せばよい。

「継続は力なり」というが、この継続の先に、あなたのがんの「完全治癒」と「健康な体」が待っているのだ。

●がん細胞と免疫細胞（ＮＫ細胞）のせめぎあい

もともと健康な人の免疫細胞は、がん細胞を完全に排除する力、殺す力がある。ところが、がんの発生を許すか防御するか、ぎりぎりの戦場でせめぎあう「半健康体以下」とも言える人々の場合は事情が異なる。こういった人の体内では、がんが発生して増殖を始めていてもいつの間にか自然治癒し、再度増殖進行していてもまた自然治癒したりと、宿主が知らないだけで、体内でがんの発症と治癒が繰り返されることがあるのだ。

この事実が検査の結果、がんの治癒痕跡として認められることとなり、他の疾患で死亡した人の体内において、複数箇所に認められることもある。

ならば、すべての人々の体内において、がんは発生しても自然に治ってしまうのかというと、そうではない。宿主の免疫力が極度に低くなると、がん細胞と免疫細胞のせめぎ合い＝拮抗状態が崩れる。そうなるとがん細胞の増殖を許してしまい、進行性のがんとなって転移、浸潤を続け、増殖拡大してしまうこともある。

このように人の体内では、頻繁に免疫細胞とがん細胞が「せめぎ合い」をしているのである。

実は昭和四〇年代に、「がんは自然に治る、がんは熱が出れば治る」といった医学論文が次々と出たことがある。日本で初めて心療内科を作った九州大学の池見酉次郎教授（当時）は、何十年もの研究結果として、がんが頻繁に自然治癒していると発表していた。

しかしこれらも、がん医療界は黙殺し、葬ってしまったのである。

⑤　がんにならないためにはどういうことが大切か

●がん発生前の共通した悪条件

これまで述べてきたことから、がんが発生して増殖し、進行性のがんになるには、それなりの悪条件が体内や日常生活の中に重なっていることがお分かりになると思う。

さまざまながん患者の発病前の身体状態を調査してみると、それらの人々には共通した悪条件が認められる。それは、健康な人と比べると極度に免疫力が低下していること、つまり毎日自分の体に発生するがん細胞を攻撃排除する力が弱く、がんの増殖を許してしまった身体である。

共通しているのは、長年の精神的・身体的ストレス等の負荷を抱えた体に、悪い日常生活が重なっていることである。

これにより、自律神経機能が異常をきたし交感神経の緊張が継続、その結果、顆粒球の増加とリンパ球の減少が生じてがんが発症し増殖に至った人。慢性的に抱えるさまざまな疾患のための長期薬物使用による複合副作用が現れている人。手術をしてまだ回復が得られず、免疫力が極度に低い人。こういった人たちは、がん発症後も免疫が向上するための条件が満たされず、それどころかさらに低下したためがん細胞が増殖し、進行性のがんになったといえる。

そして現代医療にかかっている患者に共通することとして、さまざまな薬の過剰な量の長期服用における複合副作用、つまり医原性による機能の低下が挙げられる。

●極度の自律神経失調、低体温者にがん発生

自律神経は生命維持機能として、脳の指令を受けず独立して働くことからそう呼ばれている。眠っている間でも心臓が働き続けるのは、自律神経が心臓の働きを自動的にコントロールしているからである。そのように自律神経は独立した存在であるため、いったん機能の低下を起こすと難治性となり、免疫力低下によりさまざまな器官、臓器に障害が発症することになる。

私たちの体を構成している六〇兆個の細胞は、すべて自律神経の支配を受けている。そしてそのうち約一〇〇〇億個の細胞は、毎日新しいものに生まれ変わっている。

私たちの体を守る大切なリンパ球は骨髄でつくられているが、その寿命は一週間程度で

ある。それらの細胞は血液の循環によって運ばれてくる酸素、栄養素、ホルモン、免疫物質等によって活動エネルギーを得て、大切な仕事をこなしている。

しかし、自律神経失調（交感神経と副交感神経のアンバランスな働き）がすすみ、この血液循環に支障をきたす状態が起こると、途端に機能は低下する。極度の低体温、低酸素の部位では、免疫細胞の働きが弱くなって免疫力低下に陥り、がん発症の原因をつくることになってしまう。

日常生活において、自律神経失調はどのようにもたらされるのだろうか。

慢性的な睡眠不足、過重にかかる精神的ストレス・抑圧、身体的疲労の蓄積、長期薬物常用等さまざまな悪条件が絡み合うと、交感神経の緊張状態が続く。すると、気付かないうちに新陳代謝が少しずつ落ちていく。同時に自律神経失調の状態がさらに進み、免疫力・抵抗力も低下していく。こうなると体は慢性的に低酸素・低体温（三五～三五・五℃）となってしまう。極度の冷えを感じると、顆粒球が増えリンパ球は減少する。がんが発症するには格好の体へと陥っていくのである。

体は異常状態を感じ取ると、さまざまな警告信号（生活改善命令）を発する。それらを気にも留めず、十分な休息、睡眠、栄養をとらないライフスタイルを続ければどうなるか。

これがもとで悪い体質となり、取り返しのつかない「病体」という結果となって突然現われるのである。

このように、自らの体に思いやりや労わりの心を抱かず、わがままでいい加減な日常生活を続けていると、いずれ命取りになってしまう。現在のその人の生活習慣は、良い体にしても悪い体にしても、三年、五年、一〇年後、自らの体となって根付いてしまうということである。

⑥ 術後、再発させないためには何が大切か

●ストレス過剰が自律神経失調を促進しがんを発症する

免疫には、毎日の生き方、仕事や食生活そして運動や睡眠、さらに精神的・身体的ストレス、抑圧等その人の日常の生活が大きく関わっている。

暴飲暴食を慎み、バランスのとれた食生活、適度な運動そして十分な休息、睡眠がとれている人の場合、まず免疫力は高い状態といえる。

反面、アンバランスな食生活に加え、運動、十分な休息、睡眠がとれず、過重にかかる

精神的・身体的ストレスを処理できない人の場合、それらが慢性的に蓄積していく状態になる。すると自律神経失調の症状が強くなり、体力、免疫力共に低下し、体の冷え、倦怠感などが強くなり、風邪をひきやすい体へと移行していく。

適度なストレスは人が生きていく上で必要不可欠なものであるが、過度に受けるストレス、それも五～一〇年と長期間にわたって受けるストレスは、がんの発症原因となっていく。

人生では肉親の病気や子供の進路問題に始まって、近所や職場内における人間関係や仕事上のトラブル、事業の不振や失敗もあるだろう。そして失恋や夫婦間のトラブル、離婚、家庭内の確執、そして体の劣等感といった悩みごとがあれば、失望や喪失感にさいなまれ、睡眠障害も起きよう。こうなれば、免疫力低下につながること甚だしい。

また伴侶や肉親の死というショッキングな出来事があれば、精神的に受けるダメージが強く極度の免疫力低下につながる。女性ではこれらが、乳がん、子宮がん、膠原病等の発症原因になることも多い。

もちろんこれらは、すべてのがんの発症に関わる最大のファクターとなっている。

つまり、体に対し悪い生活習慣を断ち切り、いかに継続して受けるこれらの負荷を回避するか、また処理するかが、がんの発症や術後のがん再発を防ぎ、がん克服のための最重要事項になってくる。

そのためには決して躊躇してはならない。後々悔いを残さないためにも、思い切った生活習慣、生活環境の改善が必要である。

●ストレスと血液循環障害

自律神経のバランスを乱し交感神経を優位にする最大の起因は、このように「ストレス」にある。

人は強いストレスを感じると、交感神経が緊張して血管が収縮し、血圧が上がって血流障害を起こしやすくなる。この血液循環に支障をきたした状態が続くと、酸素や免疫物質、栄養素などを体の隅々まで送り届けることができず、免疫の主役である白血球のリンパ球、NK細胞が減少し、十分な戦いができなくなってしまう。

自律神経の交感神経・副交感神経は、常に相反する仕事をしている、必要に応じてどちらかの神経の働きが強くなり、器官や臓器の働きを自動的にコントロールするよう指示しているのである。例えば運動すると交感神経の働きが活発になり心臓の拍動は速くなる。

休むと副交感神経の働きで心臓の拍動はゆっくりになる。常に相反する働きで、呼吸、脈拍、血管、血圧、体温、発汗、排便、消化機能等の働きをコントロールしているのである。このように、自律神経がバランスよく働くことによって、人は生命を維持し健康を維持できる。だから、交感神経が常に緊張した生活パターンを改め、副交感神経の働きをもっと活発にする生活を心掛けなければならない。

そのために必要なことは、「働きすぎ」、「心の悩み」、「薬の長期使用」という三大ストレスを処理することである。そのためには、十分な睡眠、休息、休養、そして温泉湯治、自宅湯治が必要になってくる。これらを通じてしっかり体を温め、血液循環を促し、低体温つまり冷えの症状をとり、深眠・熟睡に繋げることである。

第2章　がん患者は薬で殺される

●抗がん剤（化学療法）

現在のがん治療法は、国立がんセンターを筆頭に西洋医学の立場から、手術、抗がん剤、放射線療法を「標準治療法」としている。

抗がん剤等の化学療法は、ある時期のがん患者に有効な場合もあるといわれてきたが、やはり問題が多く、治療の有効性が問われている。

よく考えてみるといい。抗がん剤はさまざまな物質の発がん実験でも、最も発がん性の強い猛毒物質である。つまり、がんより抗がん剤の方が怖いのだ。

弱い抗がん剤だから副作用が少なく心配ないと医師は言うが、猛毒物質であることに変わりはない。がんを叩き、攻撃し、消滅させるという、生身の体に施す治療法としては実に危険な治療法である。これでは、がん細胞より先に、体を守る免疫細胞が死んでしまう。

標準治療法を採用する病院がなぜ、「もううちでは、やるべきことはすべてやりました」と言って治療の途中で患者を放り出すのか？

それは、そのまま抗がん剤投与を続ければ、患者が死ぬことが分かっているからである。これは国立がんセンターも、大学病院も、国立病院も同様である。

これらの有名で権威ある大病院に順番待ちしてでも入院し、抗がん剤治療を受けたい気持ちは分かるが、思いとどまる勇気が必要だ。抗がん剤治療はどのような大病院でも同様であり、患者の先行きが知れているからだ。

抗がん剤は戦後、ナイトロジェンマスタードという毒ガス研究から生まれ、この毒性を薄めた「ナイトロミン」が、日本初の抗がん剤として一九四九年に製造されている。

現在一〇〇種類近くのあらゆる抗がん剤が製造されているが、そのほとんどは「細胞分裂抑制作用」を利用したものである。

しかし、細胞分裂の激しい細胞はがん細胞だけではない。人の体内にはがん細胞以外にも、骨髄細胞や腸の上皮細胞のように、分裂の激しい細胞がたくさんある。抗がん剤には活発に増殖する細胞を攻撃破壊する作用がある。がん細胞だけでなく正常な細胞や、がん細胞を殺す免疫細胞まで皆殺ししてしまい、体に強いダメージを与えてしまうのだ。

極度な免疫力低下によりがんの発症を許した人の体であっても、まだそれなりに免疫は働き、リンパ球は体を守るために懸命にがん細胞と闘っている。

その戦いの最中に、脇から細胞毒である抗がん剤で攻撃すればどうなるか？　がんを攻撃して体を守る正常な免疫細胞で味方のキラーT細胞、NK細胞などのリンパ球まで殲滅してしまうわけだから、リンパ球としては馬鹿馬鹿しくてやってられない、戦いにならないのは当然である。

結果的に、がんではなく、がんと闘う免疫力、つまり戦力のない体に陥ってしまっているのである。

●最期はたんなる雑菌に侵され命を落としている

これらの結果、体を守るリンパ球の数は激減し、さらに免疫力低下が加速し、新たな医原性のがんが発生、その増殖が顕著になってくる。このような治療の繰り返しで患者の体は衰弱の一途をたどり、最後は明日をも知れぬがん患者になっていくのだ。

このような体になってしまうと、もはやがんとは闘えない。普通の人なら何事も起きない単なる雑菌をも防御できず、新型コロナ等にも感染し、肺炎など合併症を引き起こして生命の危険にさらされ、命を落とす結果になってしまう。

最期はがんではなく、日和見菌といわれる単なる雑菌に侵され、肺炎や多臓器不全で苦しみながら死んでいくとは、実に無念の限りである。

がんで死亡する前に肺炎を起こして死亡するがん患者が増えていくわけだから、肺炎の死亡率は上がり、がんの死亡率は下がる。これは、医療側にとっては大変都合の良い結果である。肺炎で亡くなった、多臓器不全で亡くなったと発表すれば、がんで死んだとは思われない。肺炎が死亡原因の第三位になるはずだ。

現代のがん医療は、がんを治す治療としては、本来の医療の常識を逸脱した治療法を相変わらず続けている。徹底したこれらの治療を施されながら死に逝く最期の患者の胸のうちを推し量ることはできないが、その闘い、つまり治療に満足して逝ったとはとても思えない。すべてやれることはやった、患者さんの体力がもたなかったと医師は言うが、何も分からぬ患者やその遺族にとっては、実に割り切れない虚しい治療であり、また虚しい闘いであったように思える。

●がんより宿主（患者）を殺して止まない抗がん剤

大切な患者の生命力を殺ぎ続けるような、その効果がほとんど乏しい抗がん剤、化学療法に頼らなくても、現代医療には「免疫賦活」に繋がる治療法がいくらでもある。

もともとがんは、極度の免疫力低下が原因で発症しているのである。したがって、免疫力を高めるための治療を施すことが本来の医療である。

しかし何度も言うが、現在のがん医療ではまったくその効果はゼロに等しい。逆に免疫力を極端に下げ、患者に重篤な健康被害を与える治療を施している。

抗がん剤でがん細胞を叩き、殺すつもりが、周りの正常な細胞まですべて殲滅しつくしてしまい、患者の免疫系に深刻なダメージを与え続けている。これでは、がんを攻撃しているのか、生身の患者を攻撃しているのか、まったく訳の分からない、血迷った皆殺し療法になってしまっている。

●放射線療法が骨髄、造血機能を破壊する

放射線療法も、明らかに発がん因子である。どんなに局所を狙ってピンポイント照射しても、そのダメージは全身に及ぶ。したがって照射すればするほど被曝し、患部はもちろ

んのこと、その周りもケロイド状になり、さらにがん発症、転移、再発が顕著となる。

なぜなら、骨髄が破壊されることにより、がん細胞と闘うリンパ球を産生する造血機能が失われ、リンパ球が減少し続けるからである。さらにがんの患部から離れた細胞まで組織が破壊されて死滅し、その結果、リンパ球減少により免疫力は極度に低下し、がん細胞を攻撃することなどとても出来る状態ではなくなってしまう。

医師は、「限定した局部的な照射であり副作用など心配ない」と言うが、その害は全身に及ぶ。結果的に周りの正常な細胞まで被曝し、患者の体の治癒系はまったく阻害され、がんの治癒、つまり回復が始まることはなくなる。

●白血球のリンパ球減少が命を殺ぐ

人の体をウイルスや細菌から守るために大切な働きを担っているのが、血液中の白血球細胞である。白血球にはマクロファージ、リンパ球、顆粒球の三つがある。白血球は血液一立方ミリメートル中、五〇〇〇～八〇〇〇個あるのが正常である。

白血球中のマクロファージ、リンパ球、顆粒球の割合は、マクロファージが五%、健康な人でリンパ球が三五～四〇%、顆粒球が五〇～六五%である。

このリンパ球の割合が三〇％を切ってしまい減少を続けると、がんが発症する。一〇〜二〇％と落ち込んでしまうとがんの進行は深刻になり、五％を切ってしまうと、たちまち感染症に罹って死んでしまう。

●リンパ球一八〇〇個は大切な分岐点

もし仮に白血球が一立方ミリメートル中六〇〇〇個でその比率が三〇％であれば、リンパ球の数は一八〇〇個である。ということは、リンパ球が一八〇〇〜二〇〇〇個に増えるとがんの自然退縮が始まり、一八〇〇個を下回り減少し続ければ、がんが発症することになる。この「一立方ミリメートル中、リンパ球の数一八〇〇個」が、大切な分岐点と言える。

がん患者はたいてい、リンパ球の数が一八〇〇個を大きく下回った免疫抑制の状態にある。そこに放射線、抗がん剤療法が続くと、あっという間にその数は減少を続け、生命の危険にさらされることになる。

手術をしただけでも免疫力は極端に低下するのに、放射線、抗がん剤と追い討ちをかければ、人の免疫はほとんど機能しなくなる。放射線照射により正常な細胞を変性させ、周囲の正常な細胞を壊して死滅させ続けるわけだから、二次がんも発生し、さらにリンパ球は減少し続け、免疫力の回復はいよいよ得られなくなる。

そして、骨髄抑制、食欲不振、脱毛という三大副作用を伴うほか、強度の下痢や嘔吐を繰り返すことになる。副腎機能障害、神経障害を引き起こし、造血機能破壊ということになれば、身体は見る間に衰弱の一途をたどり、声はかすれ意識の混濁も顕著に現われてくるようになる。

ついにがんの再発、転移がんの増殖、多重がん発症ということになれば八方ふさがりで、身体にはすでに「がんと闘う力」など残ってはいない。

●がん細胞は耐性変異を繰り返す

逆にこれらの治療で、がん細胞は喜ぶばかりである。

がん細胞は、次から次へと手を変え品を変え攻撃を受けると、新しい抗がん剤の毒性をすばやく学習し、自ら変異して耐性を獲得する。耐性獲得がん細胞として、それらの抗がん剤を、無力化してしまうのだ。つまり、抗がん剤、放射線治療がまったく効かない超悪性化したがん細胞に変異して、一気に猛増殖してしまうのである。

この、がん細胞が耐性を獲得する遺伝子はＡＤＧ（アンチ・ドラッグ・ジーン）と呼ばれているが、この存在に触れることは医学界ではタブーである。なぜなら、抗がん剤が、がんに対してまったく無力で意味のない治療であることが公になってしまうと、抗がん剤治療は根底から覆されてしまうからだ。

日本では医師も厚生労働省も、この事実にはあまり触れたがらないし、公表されてはいない。医師はこのＡＤＧの存在を決して喋ってはならないのだ。

そうなると、患者には知らされるはずもない。

●ダイヤモンドより高い超高額抗がん剤の効果

最近では、がんの免疫治療薬として、超高額の抗がん剤が注目されている。

オプジーボ、キイトルーダ、ペグイントロンなどのインターフェロン系抗がん剤で、免疫細胞に働きかけてがんを攻撃する、画期的な治療薬と宣伝されている。

オプジーボは一回の投与で七三万円、年間三五〇〇万円の費用が掛かるそうだ。キイトルーダ、ペグイントロンは一グラム三億円と超高額であり、ダイヤモンドより高いのである。超高額だけあって、がん細胞など一発で毒殺するそうだ。

ところが、治験中の医師の言葉によると、これらの抗がん剤は「一時的な対症療法」にすぎないという。なぜなら、これらもまた超猛毒抗がん剤だからである。

副作用が少なく効果が期待できるとのことであるが、間もなくがん細胞は、これらの超猛毒抗がん剤にも耐生を獲得し、変異変性し、この抗がん剤も無力化するはずだ。患者は価格が超高額だから超回復が得られると思っていたら、大間違いである。超高速で墓場へと運んでくれる優れものだ。つまり今までの抗がん剤の毒性を「超」にしただけである。決して信じてはならない。

このように、抗がん剤、放射線療法に対して、がん細胞は「耐性」を獲得、「変成」「変異」を繰り返し、それらの療法を無力化する。そして、いったん小さくなったり消えたりしたがん細胞は、超悪性化して、五～八ヶ月でまた元の大きさ以上にリバウンドし、再増殖して体を蝕み続ける。なぜなら患者の免疫力はとめどなく低下を続け、体は、がん細胞のなすがままの独壇場と化してしまうからである。抗がん剤を多用すればするほどがん細胞は増殖を続け、早期死亡に繋がってしまうのである。

これらの超高額費用は先進医療、高額保険医療として患者の負担はごく数万円で、あとは全て医療保険で賄うことになるのだが、破綻寸前の医療保険ではそれはできない。したがって、すべて国の税金等で負担することになる。国際的な「がんマフィア」は、日本の製薬会社、厚生労働省、医療界、マスコミ等々すべてを抱き込み支配している。

何も知らない国民（患者）は、「それだけ高いと効くのでは？」と、超高額の抗がん剤治療を求め、今日も病院へと相談に駆けつけている始末である。

●医者はもっと早い時期にサジを投げよ

このような最悪の治療を続けられ、最後は医師からサジを投げられさまよう患者が増えているが、それらの患者があまりにも可哀そうだ。「抗がん剤、放射線治療、手術と、もうやれることはすべてやった。後は何もすることがないから、患者さんの好きなことをやらせてください」と言われて治療放棄され、退院を迫られても、患者は何もなす術がないのである。

医師はこのような手遅れ状態、末期症状まで患者を追い詰めず、もっと早い段階で治療放棄してくれれば、患者はまだ対応のしようがあるのだ。なぜならそれらの治療法さえ控えれば、患者はがんを克服し、まだ助かる可能性が高いからだ。

尊い人の命を軽視した金儲けのがん医療が続く限り、安心で安全な医療など、とても受けられるものではない。人々は医療に対して、決して無知蒙昧であってはならない。さらに、真にがんを治す治療を施すのであれば、決して抗がん剤、放射線治療に頼ってはならない。抗がん剤はがん細胞を殺すことはできるが、同時にあなたの命も殺いでしまうことになるからだ。

●見限って早めの自宅湯治が超効果的

早期発見による患者、またステージⅠ、Ⅱ、Ⅲ程度のがん患者は、体力があるうちに抗がん剤治療等を見限って、温泉湯治・自宅湯治に専念した方が賢明だ。そのほうがのちのち後悔することなく、確実にがんの改善が見込めるからである。

医師が言葉巧みに勧める「フルコースの治療」に期待をかけ、疑うこともなく素直な患者になって、三年、五年とそれらの治療を受けてはならない。多くの患者が、気付いた時には深刻なダメージを受け、なす術もない病状に陥ってしまっているからだ。

それよりも、自らの免疫力を高め、いかにしてがんを攻撃し撃退するか、これだけを考えたセルフケアを施したほうが、安心・安全であり回復は確実である。

まずは、自ら体に負担をかけ続ける、いい加減な生活に歯止めをかけ、素早く生活の改善を図らねばならない。そして余計な薬物治療を受けず、何もしないで、生まれながらにして備える自己防衛機能、さらに自己再生機能を併せ持つ自然治癒力を活性化することだ。回復を見守り、それらを促進する時間がもっとも大切なことであり、がんを治す有効な治療法である。

まずは今日からでも、自宅湯治・温泉湯治を実践したほうがよい。三〇日も経てば、血中のリンパ球が増え始め、回復効果は実感として確実に得られ始めるだろう。

●ドーマシーセラピー（休眠療法）は苦肉の策

何もしないで免疫を高め、がんを治す治療法など、現代のがん治療界にはない。だいいち、何も治療しないで静かに患者の体力と免疫力の回復ばかり見守っていたのでは、レセプト（医療報酬）が発生せず病院にとっては死活問題である。

製薬会社はそれらの治療を非難され、叩かれれば叩かれるほど、がん細胞と同様にその非難に耐性を得て、変異、変性を繰り返し、手を変え品を変え、次々と新しい抗がん剤を作り出す。それらは副作用がなく体に優しいと喧伝されるが、基本的には猛毒であることに変わりはない。

最近では、抗がん剤を少量ずつダラダラと投与して、患者の免疫力、患者の命をじわじわと殺いでいってしまうような、抗がん剤の分割少量投与＝ドーマシーセラピー（休眠療法）という治療法をやり始めた。

短期に多量に抗がん剤を投与すると、患者は苦しみ続け、病院から逃げ出すか、またバタバタと死んでいくかということになる。それでは製薬会社、病院は稼ぎが少なくなってしまう。がん患者をいかに回復させるかでなく、いかに非難をかわし、いかに患者の副作用を軽減して騙し騙し治療を続けさせるか、そしていかに抗がん剤の売上げ、需要を伸ばすかという戦術である。

さすがによく考えたものである。この方法なら今までより抗がん剤の使用量は増え、病院も製薬会社もよほど稼げる。そして患者は入院しなくても通院で治療を受けられる。抗がん剤を処方してもらい自宅で服用しながら、また点滴しながら生活できるわけだから、都合が良いし便利だ。医療界としては、強い副作用が一挙に出ないため患者が病院から逃げていかないし、他の治療法にも走らない。そしてある程度は世論の非難もかわせる。

●患者は大切な金蔓

かくして製薬会社・病院の思惑通りになり、患者は回復へかすかな望みをつなぎ、このドーマシーセラピーに期待を賭け、いつまでもやめる決断、逃げる決断がつかない。

患者はじわりじわりと時間をかけて抗がん剤で命を殺がれ、果ては免疫不全に追い込まれる。結果的にわずかな月日延命に繋がるだけで、彼らの医業に大金をつぎ込み、かけがえのない命まで捧げて逝ってしまうことになる。

こういった医者任せの患者は、回復どころか治癒から遠ざかるばかりで、病院の大切な顧客、大切な金蔓になってしまっている。大変きつい言い方であるが、結果的にこれらの治療法は、自らの利益をむさぼり、顧客（患者）の死期を早める治療としてはすこぶる有効だったかもしれないが、患者を助けるための医療としては、的外れの治療法だといわれても仕方がないだろう。

このような治療を続けていけば、余命何ヶ月という予測などは医者ではない素人にもできるし、また大方は当たるだろう。

●健康な人に抗がん剤を投与したらどうなる？

がんに侵されていない健康な人に、がん患者と同様に抗がん剤を投与し、そして放射線照射を行なった場合、その人はどうなるのだろうか？

その答えは簡単である。その使用量にもよるが、たちまちのうちに抗がん剤、放射線被曝の副作用が出現し、がん患者同様の病体に陥ってしまう。免疫力は低下し、投与が続けば、立派な（?）がん患者になるのに時間を要さない。

ならば今度は、まったく健康な人の体内数箇所に、がん細胞の塊を移植したらどうなるのだろうか？　がんが増殖して立派ながん患者になるのだろうか？

実験で、ネズミを発がんさせるためには、ネズミにストレスをかけ、一〇〇万個のがん細胞を注射しなければならないという。一〇〇〇個や二〇〇〇個では、ネズミといえども免疫は当然働いている訳だから、リンパ球が働いて簡単に駆逐され、がんは発症しないというのだ。

人の場合も同じで、長年苦しみ、恐れ、不安というストレスを受け続け極度に免疫力が低下した人でない限り、普通の免疫力を備えている人の体では、これもNK細胞などリンパ球によって、いとも簡単にがん細胞などは撃退、排除してしまうのである。

このことから分かるのは、がん細胞は決して強い細胞ではないということである。がん細胞は免疫力の弱い人（自律神経機能が極度に低下した人）に強く、免疫力の強い人、つまり普通の免疫を備えている人には弱い、という事実である。

●がんはいわゆる慢性の病気

人の体の内なる治癒力、自然治癒を無視した治療、また免疫の働きを阻害する治療では、その病気を悪化させ患者に健康被害を与えることはあっても、病気が良くなること、つまり治ることは決してない。がんという病気は、一個の細胞が異常な分裂を始めて小豆大の大きさになり、体に違和感が出るまでに一〇～二〇年、あるいはそれ以上の年月を要する。経過の遅い、いわゆる慢性の病気と考えられている。

これに対し、意味のない攻撃的な治療によってがんをいたずらに攻撃し、その結果、耐性獲得、変異というしっぺ返しを受け、逆に免疫不全を招くような強いダメージを受けてしまい、早期死亡に繋がっているだけである。

賢いがん治療の選択をするのであれば、性急な抗がん剤、化学療法を一切控え、自らの体が喜ぶ生活に改善することだ。自然治癒力を徐々に高め、静かに体の回復を見守る時間が、がんの治療には最も効果的である。自然療法の自宅湯治・温泉湯治を実践することでがんから生還し、生きながらえている人々が、それを証明している。

●自然治癒はどんなもの？　医聖ヒポクラテスの誓い

実はすべての病気を治しているのは、薬でも医者でも病院でもない。他ならぬ「自然治癒力」である。

本書では自然治癒力という言葉を盛んに使っているが、実は医学大辞典、広辞苑、百科事典にさえも、この自然治癒力という言葉は出てこない、もちろん医大の教育でも、自然治癒力を説くカリキュラムは存在しないのである。

つまり現代医療にとって、その言葉はタブーである。自然治癒力の大切さを口にし始め、薬物の過剰な処方を控える医師は、「東洋医学かぶれ」とみなされ、いずれ病院から間違いなく「戦力外通告」を受け、追放されてしまう。したがって医師はうかつにその言葉を喋れないのだ。

この自然治癒力は、全く目に見えないものである。見えないもので病気を治すということは何となく胡散臭いという考え方が、現代医療にも、また一般にも広く存在している。

とくに現代医療では、薬物に依存しないで病気を治す手法は正統な治療法ではなく、あくまでも胡散臭い治療法と捉えられている。したがって、そのような治療法で治った症例があっても、科学的根拠のないでたらめな治療法の症例として扱われている。

結局のところ彼らは、自然治癒を医大で教わっていないから分からない。自然治癒力は目に見えないものだから信じないというのである。実際にありとあらゆる病気を治しているものは、この自らを癒す内なる力、自然治癒力である。しかし現代医療の世の中の常識は、病気は医者が薬を使って病院で治すということになってしまっている。

「病気は神（自然治癒力）が治し、医者はその代金をとる」という諺がある。古代ギリシャの医学の父と崇められている医聖ヒポクラテスは、「人は誰でも一〇〇人の名医（自然治癒力）を持っている。医者はその手助けにすぎない」と諭している。

ヒポクラテスは原始的な医学から呪術や迷信を切り離し、人にもともと備わる自然治癒力を医療の基本として、「患者に利すると思う治療を選択し、害と知る治療を決して選択しない」、「まずは害することなかれ」と説いた。欧米の大学医学部の卒業式では、学生達は現在でもヒポクラテスが自ら誓ったこのくだりで始まる「ヒポクラテスの誓い」を唱和するという。

この自然治癒力と呼ばれるものは、ヒト、動物、植物等、さまざまな生き物が生まれながらにして備えているもので、これらは「自己再生機能」「自己防衛機能」という二つの機能を持っている。

病気にしても怪我にしても、病んだ体を自然に「再生し治す機能」と、さまざまな病原菌、ウイルスから「体を守る機能」であり、これが「免疫」である。

病気を治すということは、いかにこの自然治癒力を引き出し、それらに頼るかであり、医師や病院、薬に頼ることではない。

●医者は自然治癒力（自己防衛機能、自己再生機能）を学ばない

そしてこの自然治癒力は、抗がん剤や放射線治療のように患者を殺めることはなく、決して宿主、つまり人を選ばないし、また裏切り騙すこともないのだ。宿主は生活を改善し、それらが働きやすい体内環境さえ整えれば、がん細胞であろうとウイルスであろうと、いとも簡単に殺して始末し、健康な体に戻してしまうのである。

ある高名な医者はこう言ったという。

「病気は放っておいても治るなんて真実を医大生や患者にやたら教えたら、医者も薬屋

も、みんな飯の食い上げになる」

このような訳で、医大で育つ医者の卵、つまり医学生たちには決して自然治癒は教えないし、一人前の医師になっても医師のボスは教えない。なぜならそのボスも自然治癒を教わっていないから分からないのである。医大で教わってないのだから、現代医療の医師がそれらを理解した治療などするわけがないし、またできるわけもない。

医療界においては、医師は余計な私見や私情を挟まず、ボスの指導マニュアル、製薬会社がつくった「治療のガイドライン」に沿った薬物治療さえ間違いなくしておけば、患者が死のうがどうなろうが、まず自分の身だけは守れるような「システム」ができている。現代医療の「立派な医師」とは、このシステムに則った医師のことである。

このような医療界では、若い医師たちは夢も希望もなくなってしまう。彼らが可哀そうだと同情することしきりである。のちのち製薬会社の札束投与で飼いならされ、データ捏造に始まり、さまざまな悪事を働く医師だけには成長しないでほしいものだ。

●自然療法には地獄の苦しみがない

民間の自然療法や代替療法を受けている患者と、現代医療の抗がん剤・化学療法を受けている患者とでは、がんという病状の経過が大きく異なっているようだ。

一般的にがん患者は、苦しみ、のたうちまわって死んでいくように思われているが、そうではない。がんという病気の実体が分かってしまうと、現代医療のがん治療の愚かしさ、虚しさがはっきりと見えてくる。

自然療法や代替療法を受けている患者には、抗がん剤、放射線治療の副作用における、あの地獄の苦しみがない。そして時間の経過と共に増悪して死に向かうのではなく、確実に快方に向かっていくのである。その違いはいうまでもなく、人の体の治癒力を阻害するあの「地獄の治療法」を控えるからである。

体の免疫細胞がまだなんとかがん細胞を攻撃し、駆逐している状態では、がん患者は、がんの疼痛《とうつう》をあまり感じない。しかし、がんと闘う免疫細胞が抗がん剤等化学療法で殺され続け、さらにそれらの副作用が免疫細胞を相乗的に戦力低下に至らしめ、がん細胞が優位になってしまうと、がんは勢力を拡大し、浸潤、増殖を続け、宿主の体を蝕み続ける。それが、がん性の疼痛の原因となる。

したがって現代医療の抗がん剤、放射線治療から離れ、代替療法をしている患者は、ほとんどの人が、がん性疼痛が少なく凌ぎやすい。治療にともなうストレスがないので、がんの改善そして克服が容易にできるのである。

●がん患者の必読書

二〇〇七年、生命の自然治癒力を雄弁に語る『ガンは治る　ガンは治せる』（安保徹・奇埈成・船瀬俊介、花伝社）が出版された。本の内容は、お三方の鼎談とそれぞれの論考の四部作である。これこそ、がん患者がまず手に取るべき本である。

故安保徹博士は、世界的な免疫学者であった。現代医療の改革をすすめ、後世に真の医療伝えた医学研究者である。

筆者の一人である船瀬俊介氏は、現代医療の抗がん剤、放射線治療を告発して闘う、日本唯一のマルチジャーナリストである。船瀬氏の『抗ガン剤で殺される』（二〇〇五年、花伝社）、『病院に行かずに「治す」ガン療法』（二〇〇八年、花伝社）も、がん患者にとって必読書である。

『ガンは治る　ガンは治せる』では、がん患者の八〇％が、抗がん剤、放射線治療、手術で殺されていると告発される。これはとりわけ、がん医療を担う医師、またがん患者に大きな衝撃をあたえている。以下、その一部を抜粋し紹介したい。

●OTAレポート

アメリカでショッキングな事実を最初に公表したのは、アメリカ国立がん研究所（NCI）であった。一九八五年、アメリカ下院議会で、同研究所のデヴィタ所長が、抗がん剤による化学療法は無力だと衝撃発言を行なったのである。さらにNCIは一九八八年、抗がん剤は強い「発がん物質」であり、投与すると他の臓器に新たながんを作ってしまうという、衝撃のレポートを発表した。

アメリカの最高機関が、「抗がん剤は増がん剤」であることを認めたというのだから、驚きである。NCIは世界で最も権威あるといわれる研究機関である。したがってそのショッキングなレポートは、日本のがん学会にも大きな衝撃を与えた。しかし利権がらみの圧力からか、抗がん剤は「無効」で「増加がん剤」という事実は、患者に一切知られないよう、かん口令が敷かれたという。

さらに一九九〇年、アメリカ政府の技術評価機関（OTA）が、これまで推奨されてきたがんの三大療法が無効であったと断定する、衝撃のレポートを発表した。これが「OTAレポート」である。このOTAレポートでも、詳細実験によって抗がん剤の有効性は全面否定されたのである。ちなみに同レポートは日本では一切、マスコミ報道されていない。

現在、アメリカのがん医療界では急激に三大療法から代替療法へとなだれ現象が起きている。すでにがん医療の現場では六対四で代替療法が優位になっており、がん死亡者が毎年三〇〇〇人ずつ減り始めているという。

そしてアメリカ政府の代替療法への予算は、一九九〇年以降一〇年間で三〇〇万ドルから二億ドルへと、六七倍に激増しているという。

●「抗がん剤はがんを治せない」（厚生労働省技官）

さらに船瀬氏は、日本の厚生労働省も、抗がん剤治療の問題点を認識していることを暴露している。

船瀬氏は『抗ガン剤で殺される』執筆のために、厚生労働省の抗がん剤担当の専門技官を直撃取材した。

――抗がん剤はがんを治すのですか？

技官「抗がん剤ががんを治せないのは、周知の事実です」

――抗がん剤は毒物だそうですが……？

技官「はい大変な毒物です」

さらに技官は、「抗がん剤は強い発がん物質です」とあっさり認めた。そして抗がん剤を投与して四週間以内に、一〇に一人腫瘍が縮めば効いたと判断して薬事審議会は薬として承認するという。

ところが抗がん剤の攻撃を受けたがん細胞の遺伝子は、自らを変化させて抗がん剤の毒性に耐性を獲得して抗がん剤を無力化するのではないか？　これにも技官は「そうです。耐性を獲得します」と認めた。さらには抗がん剤の正体は猛烈な発がん物質で、がん患者に投与すると「他の部分に新たながんを発生させる」増がん剤であることも認めてしまった。

つまり厚生労働省の技官は、抗がん剤が①「猛毒物質」、②「がんは治せない」、③「強い発がん物質」、④「がんを再増殖させる」ことを認めたのだ。

さらに船瀬氏は、厚生労働省保険局の医療課長が、公の席で「抗がん剤はいくら使っても効かないです」と発言し、「効かない薬なんですから、保険に適用するのはおかしい」とまで主張していることを紹介している（以上、『ガンは治る　ガンは治せる』『病院に行かずに「治す」ガン療法』より)。

猛毒物質を衰弱したがん患者に投与し、患者はその毒作用であっという間に死んでしまう。これはまさに毒殺ではないか。それでも医者は遺族に「抗がん剤の毒作用で死にましたとは絶対に言わない……患者さんの体力が持たなかった、などと言い逃れをする」のだ。

このように船瀬氏は日本において抗がん剤療法を告発し、日夜闘っている一人であるが、こういった人を支援する世論の高まりがもっとほしいものである。そして、何としても化学療法に頼らない、本来の「がん医療」を、日本でも早く実現したいものである。

そのために人は、医療に対して決して無知であってはならない、誰しもが明日はわが身と心得て、もっとこれらの事実を知るべきである。

●がん告知

もはや、患者にがんの事実を隠す時代ではない。医師は真実をありのままに伝えるべきである。その方が患者は積極的な姿勢でがんと対峙できるからである。

がん告知に積極的な医師が増えてきたが、まだがん告知を慎重に扱う医師もいる。告知によって患者の受ける精神的な影響を懸念するからであろうが、医師が真実を話そうと話すまいと、そのものの言い方で、患者は既に気付いているものである。特に検査の結果説明を受ける瞬間など、患者の五感は冴えている。医師の言動や周囲の人の振る舞いなど、一言一句の裏にあるものは結構見抜いて、自分ががんであることに気付いているものである。

また、専門病院内では死に直面し対峙する患者の姿も見受けられ、不安と恐怖心が増し、精神的に落ち着きのない心境に陥りがちである。これらは、がんに対する考え方が死に結びついているからであろう。このような患者の内に秘めた心境が、逆に病状の進行に与える影響を考えれば、告知を躊躇すべきではないと思う。したがって患者は受診の際、告知は進んで受ける旨、告げておいた方がよい。

●「一〇〇人の名医」があなたの克服を応援している

あるテレビのがん特集番組で司会者が、「人間の英知で何とかがんを治すことができないものか」と真剣に訴えていた。その番組内である女性のがん患者は、「手術、抗がん剤、免疫療法（患者の血液を取り出して賦活化し患者の身体に戻す免疫細胞療法）といろいろやってみても、一〜二年経たないうちに、またがんは以前より大きくなって発症してしまう、何とか再発しないようにはできないものか」と訴えていた。これに対して医師は、転移や再発をするかしないかは患者の〝運〟だとしたうえで、「免疫療法についてはその効果は乏しい」とし、さらに「抗がん剤治療をしてもしなくても、患者は死んでいく」と言った。

この無責任な医師の愚答こそ、現代のがん医療の実態を浮き彫りにしているようだ。現代医療が抗がん剤や放射線治療を控え、免疫を高める賦活療法を開発すれば、三年程でがんを完治に導く治療法など、いとも簡単に確立できるはずだ。しかし、さまざまな利権が絡み、それは残念だができないし、やらないだろう。したがって現在の治療法が、今後も続くと考えられる。

現代医療に期待できないのであれば、患者が自ら治すしかない。

手術、抗がん剤、放射線治療、免疫療法といろいろやってみても、半年や一年で、またがんは以前より大きくなって再発する。

なぜ、以前より大きくなって再発生するのか？　その「なぜ」を追求すれば、答えは簡単に分かるはずだ。

現代医療に依存し、自らの免疫力を損う結果に繋がる治療を続けているから、再発してしまうのである。

絶対に再発しない・させない、そして確実にがんを治す治療法は現代医療には存在しない。しかし、あなた自身の体が既に「一〇〇人の名医」を備えた治療スタッフを整えている。それらを存分に発揮させればよいのだ。

このまま最後まで本書を読み続ければ、その答えがわかるはずだ。

第3章　がんとの向き合いかた

●気落ちは無用

　実は「がん」は恐ろしい病気ではなかった。

がん患者を死の淵に追い込み、最後は突き落としてしまうような、抗がん剤、放射線治療を控え、徹底した日常生活改善を通じて免疫力を高めることが叶えば、がん克服は可能であり、決して難しくないということが分かった。

　したがってがんを克服するためにはまず、がんを恐れてはならない。自ら「がん」と向き合い、受け入れることから、がん克服への闘いは始まるのである。そのためには気落ちや自己喪失、不安、恐怖心にさいなまれてはならない。

　がん発症という予期せぬ事実を知り、強烈なショックを受け、パニック状態の中で夜も眠れず、嘆き悲しんでいる人もいるかもしれない。しかしその時間が長ければ長いほど、病状は深刻になる一方だ。そういった精神状態では免疫力は低下し、リンパ球、ＮＫ細胞は半減してしまう。逆にがん細胞は増殖して腫瘍拡大につながり、喜ぶばかりになる。

この前まであんなに元気やってこられたのに、なぜ自分だけがこんな目に遭うのだろう。なんと不運なのだろう。医者に「遺伝的なものだから仕方がない」と言われると、親を恨みたくなることだろう。

しかし、がん発症は、突然身に降りかかった災難ではない。これは運が悪かったのでも、遺伝したものでも、バチが当ったものでもない。さまざまな理由があったにせよ、長年体に負担の掛け過ぎが続いた生活で、自ら発病を許した結果なのだ。

まずは、わが身に詫び、反省の気持ちを持つことが、がん克服への第一歩であろう。

苦しむだけ苦しんで、悲しむだけ悲しんで、泣くだけ泣いて、悩むだけ悩んだのだから、もう苦しむことも、悲しむことも、泣くことも、悩むこともないではないか。後はさっぱり振り切って、平常心に戻ればよい。そして決して慌てず、冷静に治療法の選択にかかることが大切だ。

まだまだやりたいことが山ほどある、志半ばで逝くわけにはいかない。絶対治す、健康な体を取り戻してやるという執念、そしてその心の開き直りが、がん克服の奇跡を呼び起こすものだ。

●術前、術中、術後、抗がん剤使用は逆効果

現代のがん医療は手術、抗がん剤、放射線の三大療法、三点セットと呼ばれているものが主流であり、これらが標準治療である。

患者によっては手術前から抗がん剤を投与され、腎障害が発症し全身状態が不良化するほど化学療法を施されている人がいる。手術では、がんの腫瘍部はもちろん、その周辺に少しでも転移の可能性があれば、それを含めて拡大切除を行なう。手術中の医原性転移を防ぐために、術中にも抗がん剤点滴を行なう。さらにマニュアルにそって、術後当日から投与することもある。

患者の体は手術により極度なダメージを受け、体力、ひいては免疫力が低下している。手術によって、また術前・術中の抗がん剤使用によって体は深刻なダメージを受けているにもかかわらず、術後当日から抗がん剤を投与するのであるから、患者の生体防御機能の破壊は進み、免疫力は著しく低下している。

このような体では、術中の転移がんの生着は言うに及ばず、二次がん、多重がんの発症

も許し、がんの増殖がさらに顕著になってしまう。

●癒しの時期

手術を終え病院を離れた患者は、自分なりの生活を始めることになるが、まだ生体防御機能、免疫力は低下したままである。従ってこの時期は、体力回復を助長させる生活を優先し、特に食欲が出始めたらしっかり栄養を摂ることに専念してほしい。

こうしてようやく体に回復の兆しが現われ始める時期、まだ患者によっては手術のダメージから回復が得られていない時期、術後の経過観察ということで、さまざまな検査が行なわれる。これは「術後サーベイランス」と呼ばれているが、患者を定期検査に縛り付け、体のあら捜しをして治療に結びつけるお決まりの手法である。

また、再発予防ということで、プロトコール（抗がん剤処方計画）により、さまざまな種類の抗がん剤を投与する医師がいる。ある医師はこの処方計画を「抗がん剤の人体実験計画」と呼んでいるが、これは施すべきではない。なぜなら手術や化学療法のダメージから体はまだ回復が得られていないため、さらにダメージの積み重ねをすることになるからだ。こうなると、免疫の相乗低下に陥り、医原性のがんの発生を招き、がんの増殖を逆に助ける結果にもなる。

がんの怖さは、このような一次治療後のダメージによる「再発と転移」、さらに「二次がん」の発生にあるのだ。

●寛解期の過ごし方ですべてが決まる

術後二ヶ月、三ヶ月、五ヶ月と経過すると、なんとかそれなりに活力も出てきて、精神的にも回復が始まる。落ち着きを取り戻し、前向きな生き方ができるようになってくる。

実はこの時期、がん細胞が一時的または継続的に減少したり、人によっては消失が顕著になったりすることがある。これを「寛解期」というが、これらは抗がん剤等によって痛めつけられた体に、自然治癒の自己再生機能の働きが活発になってきたからである。

この寛解期こそが、患者にとってまさにがんを完全克服できるか、再発して増悪し取り返しのつかない状態に陥るのか、大切な分岐点となる時期である。この時期のリハビリに、残りの人生のすべてがかかっていると言っても決して過言ではない。

例えば、体の調子がすこぶる良くなり、すっかりがんが治ったような気になって、早々に職場復帰したとする。あれこれと忙しい生活の中に身を置き始め、またわがままでいい加減な生活に戻ったりすれば、結果は目に見えている。体への思いやり、労わりの気持ちをなくしてしまい、再び疲労の蓄積が限界に達すると、二度と生きる歓びが得られなくなってしまうことになるのだ。

がんの手術に成功しても、大方の患者が、この寛解期の過ごし方、養生に失敗している。仕事への復帰を決して急いではならないし、また焦ってはならない。

しかし油断は大敵だ。大手術によってがん腫瘍は完全に取り除かれ、手術は成功した。患者の体は日増しに体力を回復し、元気を取り戻して経過はまずまずといえる時期ではあるが、まだ「病み上がり」であることに変わりはないのだ。

●完全寛解でも油断してはならない

たとえば症状がなくなり、がんそのものが目視でまったく認められない「完全寛解」であっても、まだがんが治った訳ではない。がんの発生を許してしまった免疫力の低い体に変わりはないのである。

体の中では気付かないうちに、新たながんが発生し、また取り残しや転移していたがんが増殖を始めるのは決まってこの時期であり、そうなれば再び体を蝕み始めることになる。

前にも述べたが、再発しない・させない体づくりは、この時期の生活にかかっているのだ。

したがってこの寛解期は場合によっては思い切って仕事を休み、自らの環境をガラリと変えるようにしたい。転地療養、温泉湯治などをして、静かに人生を見つめ直すことが大切だ。

この時期、長期海外旅行に出かける人もいるが、見るもの聞くもの、目新しいことばかりでは、毎日交感神経が緊張しっ放しで体が休まる間がない。気分転換や休養のつもりが、逆に体に負担をかけ、悪化を招くことが多い。

これは、自らの体力の限界に挑む長距離マラソンや登山などの「生きがい療法」にもいえる。ひとつの達成感は一時的に免疫力向上に繋がることもあるが、病状に見合った運動量を取り入れていかないと、のちのち極度の疲労を抱えることになり、病状の悪化を招くケースも多い。決して「在りし日の思い出づくり」になってはならないのだ。

●大自然への帰依は再発防止、温泉湯治療養

「人は自然から遠ざかるほど病気に近づく」とは古代ギリシャの医聖ヒポクラテスの言葉であるが、裏を返せば、「人は自然に近づけば近づくほど病気から離れる」、つまり治る

ということである。

長寿世界一を誇る温泉大国日本に住んでいるのだから、世の雑踏から離れ、大自然の中で温泉湯治療養などしてしばらくの間養生に専念するのが、がんを治すためにはベストな選択である。強い免疫力は、そのような大自然の癒しによって育まれるからだ。できれば数回に分けて三～六ヶ月程度、癒しの期間として転地療養に充て、残りの人生のためのターニングポイントとして体を労わって生きてみるのは良いことである。

大自然の中に身を置き、生きる歓びに気付き、健康を取り戻すために自然に学ぶ。自らを鍛え、再発に対する不安や恐怖心を取り除き、湯治生活に励むことができれば、やがてがん克服の自信がつき、胸を張って生きていけるようになる。そうなればしめたもので、人の体に備わる自然治癒力つまり免疫はいよいよ活発になり、その働きを向上させ、精神的・肉体的に健康な体へと誘ってくれる。

●抗がん剤、放射線治療をやたらにすすめる医師を信じてはいけない

がんに限らずどのような疾患でも、それらを癒す術は、人の体に備わる自然治癒力である。さらに気の高揚をはかり、潜在能力を呼び覚まし、免疫を高める治療法が最も効果的

である。

免疫力が極度に低下したために発症したがん患者が、がんを治すために、そして長生きするために、また決して「死に急がない」ために最も大切なことは、さらなる免疫力低下に陥りがん細胞の増殖につながる抗がん剤治療、放射線治療等の化学療法をいかに控えるか、いかにそれらの治療から逃れるかに、そのすべてが掛かっている。

そして逃れることに成功した患者は、迷うことなく、体がそれを求め喜ぶ湯治生活に励めばよい。その行く先に、がんの治癒が待っている。

すでに欧米の先進国では、がん患者に対して何もしない「放置療法」が増えている。何もしない期間が長ければ長いほど、人の体は健康に近づくということが証明されている。抗がん剤、放射線治療を信じてそれらにすがり、がんを治してもらおうと思っていたら、それは時代遅れで大間違いである。それらの治療法をやたらに勧める医師、病院から逃げることが大切だ。優柔不断のままそれらの治療にのめり込んでしまうと、もう明日の夢は儚く、そしてあっけなく閉じてしまうことになるからだ。

●迷うな！　優柔不断が命取り

病状の回復が思わしくない患者にとってはこのような辛い時期、体調の変化に一喜一憂が続く。常に再発、転移への不安、さらに死という恐怖心に怯えながらの生活で、精神的にも負荷が重なる。夜が怖くて十分な睡眠が得られず、がん克服に必要な免疫力の回復を得ることが困難な状態になることも多い。

しかし、悶々としていても何の解決もない。またあれこれと迷っていては時間の無駄になる。

この時期、免疫療法等さまざまな治療法を求めて全国の病院を歩き回り、逆に体が疲弊して悪化につながる人も数多い。そうなってしまうと改善、回復に繋げることは難しい。また、「がんが治る」と宣伝する飲料や食品等、高価なものにはまり込んではいけない。決して焦ってはならない。今一度冷静になって真実を見極め、信じる治療、信じる道を進むことが大切だ。

●人の体が喜び、がん細胞が嫌がるもの

免疫力の高まった状態とは、がん細胞にとっては決してありがたいものではない。つま

り、がんが喜ばない、住みにくい体内環境をつくることが、がんの治療につながる。がん細胞が嫌がり、逆に体がそれを求め、喜ぶような状態とは、体が温かいことである。そのためには体を温める湯治、つまり温泉湯治・自宅湯治が最高なのである。

術後の辛い時期のがん患者であっても、食欲と体力さえあれば、とりあえず試しに自宅で不感温度（熱くもなければ温かくもない温度、俗にいうぬるま湯で四一℃まで）の湯治を日課にするといい。そして決して無理をせず、十分な睡眠をとることを心がけ、ごく普段どおりの食生活を続けて体の回復を待てば良い。

そのゆったりとした時の流れに、がん克服の癒しの芽が育まれる。回復の兆しに気付くのは、そう遠くはない。毎日の湯治生活の中で、日増しに病状の改善が実感できているはずだ。一五日、二〇日、三〇日と経過したら、通いつけの病院で検査をしてみたらよい。血中のリンパ球が顕著に増えて、それだけでも回復が確認され、がん克服への目安がたてられるようになるはずだ。

●がん細胞の自然消滅、湯治の目安

では、どれくらいの期間、このような生活を続ければよいのだろうか。

自然免疫療法である温泉湯治により、がんの発症を許すほど低下した免疫力を、逆にがん細胞を攻撃し撃退する状態まで回復させるのに必要な期間は、人によりさまざまである。回復させるための条件（湯治、食生活、適度な運動、十分な睡眠、学習等）の満たし方や病状の度合い、精神的・身体的なダメージの受け具合など、さまざまなファクターが関係するために、体力的にも個人差が大きい。それでも、おおむね八〜一二ヶ月、人によっては一四ヶ月程度が必要である。

一日平均三時間の湯治を実行した場合、一〇ヶ月間で九〇〇時間に達する。おおむね一年で一〇〇〇時間の湯治を実践すれば、自律神経失調の改善が得られ、体の異常な病状が一つ、また一つと消失し、人の体はほぼ健康な体に戻る。

その間、がんを筆頭にＨＩＶ（ヒト免疫不全ウイルス）、膠原病、アトピー性皮膚炎、糖尿病等、ありとあらゆる慢性疾患、難治性疾患の改善が得られ、驚くことばかりである。

しかし、一日三時間の湯治は、体力的にきつい人も当然いる。

これはあくまで一つの目安として掲げ、自らのペースで無理しない程度で始めていくのがよい。

●「ながら湯治」が体を癒す

私は「ながら湯治」と呼んでいるが、湯治を実践する人々は、スマホやテレビを見ながら、音楽を聴きながら、好きな歌を歌いながら、祈りながら、本を読みながら、克服後の夢を描きながら、さまざまな工夫をして湯治時間を楽しく過ごしている。なかには私の本を持ち込んで、本がふやけてボロボロになるまで毎回読み返し、パワーと勇気を得ながら、がん克服に励んでいる人もいる。

本来の湯治は、ゆったりと湯につかって副交感神経を刺激し、体の回復につなげていくものであるが、現代人には、「ながら湯治」がよく似合うようだ。複数のことを同時に解決していくという生活習慣が、身についているからであろうか。

最近では患者の皆さんに、免疫力向上を図るため、ユーチューブで京都橘高等学校吹奏学部グリーンバンドの「ローズ・パレード」鑑賞を勧めている。見ているだけでテンションが上がり、免疫力向上は顕著になっており、そのパワーから半端ない効果が現れているようだ。現在ではがん患者の皆さんにとって至極の治療法のひとつとなっている。ぜひ鑑賞して元気をもらってほしい。

●湯治の結果にコミット

個人差はあるが、湯治により自律神経失調の改善がすすみ、免疫機能が回復するための条件が体に整い、改善が顕著に始まるのは、温泉湯治では二ヶ月程度、自宅湯治では早い人で四～六ヶ月程度である。そしてその辺りから、人によっては顕著な回復が始まり、本人や周りの人が毎日確認できるほどの回復ぶりを見せる人も多い。

また、人によっては免疫の拮抗状態（せめぎあい）によって、がん腫瘍の進行が止まる。三～四ヶ月経過後、突然がん細胞の退縮が始まり、顕著なアポトーシス（がん細胞が自ら消えていく現象で、がん細胞の自殺ともいう）により、がん細胞の消滅が始まる人もいる。

また、手術で摘出不能のがん腫瘍や転移部のがんの縮小、消失が始まるのは概ねこの時期からであり、これらはかかりつけの病院の担当医師が驚くばかりである。実際医学的な検査でも、この程度の期間で奇跡ともいえる改善が認められる人々が数多い。特に血液検査では、血中のリンパ球の数値等をしっかり記録しておけば、回復状態が確実に把握できる。

●がん回復の「真実に価する事実の証明」＝エビデンス

「真実に価する事実の証明」つまり回復のエビデンスは、患者自らが二、三ヶ月毎に通院する病院の検査結果が証明してくれる。湯治を日課にした生活の在り方、仕方によって程度に差はあるが、確実に回復に向かう。にわかに信じることはできないと思うが、これは事実である。

それぞれ自らの体で、今日からでも自宅湯治を実践し、回復を実感してほしい。決して無理をしないで、少しずつ体を「湯治」に慣らしていけばよい。一〇〜二〇日もすれば、これならいけるという実感が湧いてくる。あれもこれもとさまざまな治療を掛け持ちせず、湯治だけに絞ってやった方が、結果が出るのが早い。

これらは人間本来の生の営み、自然治癒の顕著な現われである。免疫力が極端に低いことでがんが発症した人の体であっても、がんという異物を排除し正常な体に戻ろう、また戻そうとする免疫はまだそれなりに働いている。しかし抗がん剤、放射線治療などの化学療法の副作用が大きな重石となってのしかかり、免疫の働きを阻害し、逆にがん細胞の増殖を助ける結果を招いていたのである。

運良くそれらの治療の中止によって、免疫は抑制状態から解放され、本来の仕事を始めることができた。その結果が顕著な回復となって現れたということなのだ。

これは、「自然治癒を阻害する薬をやめれば病気は快方に向かう、つまり治る」ということを説いた世界的免疫学者、故安保徹博士が遺したエビデンス（証明）である。

●再発予防の抗がん剤などはない

さて、病院の担当医師は退院後の患者のことは気になるはずである。「その後の状態はいかがですか」という会話に始まり、「念のため、再発予防のために」と、抗がん剤等の化学療法を勧め始める。これは再発、転移という病状の悪化を懸念する医師心でもあろうが、患者の体は依然として免疫力は低いままで、いずれがんが再発する可能性があることを承知しているからであろう。患者としては術後何の治療もしないことは逆に不安でもあり、気がかりである。何らかの薬物治療を受け、常に医師とコミュニケーションをはかれることの方が安心なのかもしれない。

この時期、「的確に抗がん剤・化学療法をしないと、再発、転移の可能性が高くなる」と強く納得を迫る医師がいる。大方の患者は退院時の医師との約束もあって断ることができず、それらの化学療法を受けることになってしまう。

しかし、この段階で安易にそれらの治療を続けていくと、せっかくの体の回復を損なうことになる。強いダメージを受け、さらにそれらの治療漬けによって患者は、がんじがらめで身動きが取れない状態になる。こうなると病院のベッドから離れられず、抗がん剤の点滴漬けで致命的な事態に陥るケースが多いのである。つまり、助けようにも手が差し伸べられない状態である。

私はそのような人々を数多く見てきた。ベストな選択をするのであれば、「絶対に受けない」ことである。

●医師はあなたの命を守れない、勇気を出して断ろう

信じる医師の勧めである。今までの義理もあり、どうしても断れないと悩む人もいるが、そのような場合は、投与量、照射量については最小限にとどめ、よりダメージが少ない治療を申し出ることだ。場合によっては途中で治療を断って逃げる勇気も必要だ。この辺りの考え方、つまり「インフォームドコンセント」(説明と同意)が実に大切になってくる。

自らの命が掛かっているからには、この時期、医師に都合の良い「お付き合い治療」などしてはいられない。医師はあなたの命を守ってはくれないからである。したがってこの

時期の抗がん剤等、化学療法に対して、はっきりと「ノンコンプライアンス」（医師の提案に対して不服従）の姿勢を貫くことも大切である。

患者にとってはこの時期、不安はあるにせよ体の違和感も少なく、なんとなく調子が良ければ、ここまで医師に治してもらったという感謝の気持ちもあるだろう。

だが、よく考えてほしい。免疫力が低い人の体であっても、治癒を阻害する薬物投与がない限り、体は徐々に回復に向かうための仕事を始める。つまり自然治癒が活発になり始めているということである。大切なことは、いかにこの状態を促進し、その継続を図るかであり、がんを克服するための秘訣はここにあるのだ。

術後一時的に現われるこのような「寛解の時期」の治療のあり方、養生の仕方に、治るか治らないか、そのすべてが掛かっているということを忘れてはならない。

●生への執念が奇跡を起こす

多くのがん患者が術前、術後、回復に必要な条件を生活に満たすことができないため、免疫を高めるための体の養生、つまりリハビリがうまくいかない。根治拡大手術をしたにもかかわらず、再発、転移を繰り返し、化学療法のさらなるダメージを受け、病状の深刻化に陥っているケースが多い。このような病状のステージアップ、さらに抗がん剤、放射線治療による強烈な副作用は、がんという病気そのものが持つ本来の苦痛を、はるかに上回る。

精神的な苦痛、身体的に生じる疼痛というダメージがさらに大きくなり、ノイローゼ状態も強く、生命力に与える影響はこの時点では特に大きいものがある。これらはがんという病気の持つ本来の病状ではないのだ。がん細胞を攻撃し体を守る免疫細胞に、抗がん剤、放射線でダメージを与え、その働きを阻害した結果が、逆にがん細胞の怒りを買って増殖拡大に繋がったのだ。がんのしっぺ返しにより、体を蝕まれている状態なのである。

だが、いわゆる最悪の状態に陥っても、決して失望してはならない。

絶望感にさいなまれ、それらが継続すれば、さらに免疫力低下は加速する。生きる意欲が失われ、精神的に死に近づく時、肉体的にも死に近づくことになってしまう。

この時期患者にとって唯一残された道は、開き直りしかない。なにくそ、死んでたまるか、まだまだやり残したことがある、絶対生きる！　生きてやる！　という強い執念である。これらの強い意欲や執念は、人の持つ免疫系の働きを活性化し、奇跡を起こす。

人は生きる意欲が強ければ強いほど、生命力も強くなる。生への執念が強ければ強いほど、自然治癒力は素晴らしい働きをする。そして凄まじい潜在能力が現れ、がんから生還する。私はこのような人々を間近に見てきた。

しかし、相変わらず自分がなぜがんになったのかを理解せず、また分かっていても反省せず、他力本願の人もいる。すべて医者任せというような強い依存心が、このような大切な時期を逸し、取り返しのつかない結果になってしまった人々もまた、数多く見てきた。

●大切な養生期

初期のがんは簡単な外科的手術のみで回復を見せる人が多いという。しかしそれが良性の腫瘍、つまり「がんもどきのがん」を手術されたのであればともかく、悪性腫瘍であれば、そう簡単にはいかない。腫瘍部切除を行なったからといっても、その患者の免疫力が顕著に向上するわけではないし、がん遺伝子が変質することもない。つまり、がんが根本的に治ったわけではないからだ。

ずる賢いがん細胞は、術中に間違いなく転移している。したがっていずれまた再発する可能性が大である。患者は、腫瘍部切除手術さえ成功すればがんは治ってしまうと思っていたら、それは大間違いである。悪性腫瘍つまり本当のがんであれば、術中にほとんどのケースで転移している。それらのがんがある部位に生着、再増殖し、拡大するのに、七～八ヶ月間を要している。

たしかに外科医師としては完璧なオペを行ない、患者のがんはきれいに取り除かれ、手術は成功し患者は退院した。しかし、その後の患者の健康管理まではなかなか医師はチェックできないし、的確なアドバイスもできない。あとは患者自らの健康管理が大切になってくる。

また、手術や術中の抗がん剤等薬物の使用によって、患者の免疫力は極端に低下している。そのままでは術中に転移したがん細胞は前述のように、ある部位に生着し確実に再増殖する。そうさせないためにどうしたら良いのか、医師は知らないから教えられない。再発するかしないかは、患者の「運」としか医師は言えないのだ。術後再発させない治療法は、現代医療にはないのだ。

患者は、このリハビリ期の重要性に気付かず、すっかり治った気になって、いい加減な生活に戻ってしまえば、再発、転移の繰り返しという最悪の状態に陥って、病院に戻らなければならない。

このように退院後の患者の予後が悪く最悪の結果になることは、完璧なオペを施し手術に成功した外科医師としても、断腸の思いであろう。手術に成功しても患者が次から次へと逝ってしまっては、虚しい治療で終わってしまう。

●最後の詰めを慎重に

術後の回復は順調で、検査の結果腫瘍マーカーやCT、MRI等すべてが正常で全くがんの症状が認められなくなる人は多い。

しかしまだ病み上がりであることに変わりはない。免疫力はまだ普通のレベルまで回復していない状態である。決して油断してはならない。術後のこの時期こそしっかりした養生が必要である。

またCR（コンプリートレスポンス。腫瘍が完全消失して四週持続）という太鼓判をもらって有頂天になり、がん克服の祝い酒が連日連夜続くような荒れた生活に戻ったり、ハードな仕事に戻ったりしてはならない。自身を見失い、体に対する思いやり、いたわりの心を忘れた生活が続くと、二度と生きる歓びが得られなくなる結果が待ち受けている。

私はこのような人々も数多く見てきた。手術は成功しても患者が死んでしまっては医師の努力は報われないし、術後の生存率低下は医師としてはつらいものがある。

したがって、良い予後にするか、悪い予後にするか、つまりがんを死病にするのか、単なる生活習慣病で回復が容易な疾患にするのかは、術後のリハビリ期の治療法と、その患者の養生次第で決まるということができる。

●血液循環障害の改善ですべての病気は治せる

現代のストレス社会で、自分の体には病気のかけらもなく健康極まりないという、まったく自分の健康に何の不安も抱いていない人が、はたしてどの程度いるのだろうか。

現代では大方の人が何らかの違和感、つまり不定愁訴を警告信号として体に覚えているだろう。しかし、それらに気付かず、あるいは気付いていても無視し、忙しい生活の中で自身を見失い、がんや生活習慣病、メタボリックシンドロームの予備軍として生きているのが現状のようだ。

がんをはじめ、高血圧、糖尿病、あるいはそれらが引き金となって現われる合併症、狭心症や心筋梗塞などの環状動脈疾患、脳出血、脳梗塞などの脳血管障害、膠原病、リウマチ、アトピー性皮膚炎などのアレルギー疾患、またアルツハイマー病、パーキンソン病等、これらの疾患に共通することがある。これらは長い間の日常生活の中で自らがつくってしまった病気であり、いずれも「血液の循環不全」がかかわっている。

したがって、どのような薬物治療を行なっても、根本的な改善・回復には至らない。薬を使えば使うほど病状の改善は得られず、副作用を伴って悪化、慢性化、難治化していくばかりである。果ては医原性の疾患の出現という、薬の禍に気が付いている人は、結構多いはずである。

つまり、今までの生活を反省して生活改善をはかり、さらに体を温め血液の循環を促進する「湯治」というセルフケアを施さない限り、いくら薬に頼っていても元の健康な体に戻ることは決してないのだ。

●病人は病院でつくられ、患者はせっせと病院通い

しかし、患者は常用する薬を絶つことができない。自分勝手に薬をやめると病気が悪化する、場合によっては命にかかわると医師は言う。不安で薬を絶つことができないのである。

薬を使い続けることでしか自分の体は維持できないし、生きてはいけないと思い込まされている。だとすればそれは、現代医療の罠にはまり、間違った医療の洗脳を受け、患者

囲い込み医療の虜になってしまっているのだ。

このように患者を薬の消費者とし、さらに医原性の疾患者を増産しては、病院のお得意さんにしてしまっているのが現代医療である。そのあり方が、患者の体の手枷足枷となってしまい、回復を信じる人々の病気を慢性化、さらに難治化させる。病気を治す薬理作用どころか副作用だらけにして、障害を伴う致命的疾患に移行させ、人々に重篤な健康被害を与えている。

●化学的根拠では病気は治らない、科学的根拠を

事実、ありとあらゆる病気を治しているのは患者の持つ自然治癒力・自己治癒力であり、それらはしっかりとした科学的根拠に基づいたものである。これらを無視し、化学的根拠、つまり薬で病気を治そうとするから、いつまでたっても現代医療では病気が治らない。

患者は何十年もの間、「三時間待って三分診療」を受け続け、不安を抱えながら生きている。こうして病院のお得意さんとなって、わずかな生活費をさらに切り詰め、次から次へと現れる医原性疾患に苦しみながら、せっせと病院通いをしなければならなくなってしまう。

現在病院に通っている患者、そして病院に入院している患者の四〇%は、医原性の疾患を治療しているという。つまり、医師が病気を治すために間違って処方した薬の副作用で出現した新しい病気である。その病気を治すためにまた別の薬が処方され、その薬の副作用でさらに医原性の次の疾患が現れ……と悪循環が生まれる。患者は元の病気が悪化したと思っているかもしれないが、実はそうではない。医師に次々と副作用の疾患を作られ、その病気と闘っているのである。

見事なマッチポンプであるが、その実態を知らぬは患者のみである。「副作用で新たに発症した病気です」とは、医師は絶対言わないし、言えないのだ。それを言ったらお終いだからだ。したがって患者のカルテには、「医原性疾患」という文字は記入しない。のちのちカルテの開示を求められたとき困るからだ。

こうして患者は体中病気だらけで、手の施しようがない状態に陥り、最期は免疫不全で単なる雑菌をも防御できず、感染症を引き起こし、肺炎や多臓器不全で死亡する。それでもほとんどの遺族は、元の病気が悪化して亡くなったと思っているのだから、何ごとも起こらず、医師はしあわせものだ。

●上手に薬を絶ち健康な体をゲット

一日掛かりで病院に行く時間と体力があれば、自宅でのんびりと不感温度（熱くもなければ温かくもない、俗に言うぬるま湯）による湯治を日課にして体を温め、汗をかいていたほうが、体は喜ぶし最高だ。

急に薬をやめるのが心配であれば、最初は薬を服用しながらでも、一〜二ヶ月このような湯治生活を優先し、計画的に、徐々に薬をカットしていけばよい。

湯治によってしっかり体を温め、汗をかく習慣さえつけていけば、次第に体の新陳代謝が活発になる。血中の薬物等不要な老廃物の排せつ作用が盛んになるため、薬の副作用は軽減され、血液が清浄化される。さらに白血球が増加することで免疫力向上に繋がり、慢性病の改善が顕著になる。時を待たず、薬を使用しなくてもなんともない、逆に体が楽になるということに気付くはずである。

このようにすれば、お金を使わないで済むし、薬を使わないから副作用はないし、体は健康になる一方で食事は美味しいし、確実に治っていくのが実感できる。毎日湯治をするのが楽しみになり、生きる歓びが得られ、健康に対する不安はいつの間にかなくなって、他人に自分の健康を自慢したくなる。

いけないことは、医者をあざ笑うようになることぐらいである。

●アルツハイマー（認知症）の改善と予防には湯治が超効果的

いわゆる「ボケて」しまい、身近なことができなくなったり、周りの人の名前すら思い出せず、自分の人格が失われてしまう脳血管障害や認知機能障害者が激増している。

現在日本では、六五歳以上の六人に一人が認知症有病者とされ、二〇〇万人ほどの人々が病んでいるという。また認知症に進むことがある「軽度認知障害」（ＭＣＩ）の人々は、四〇〇万人と推定されている。最近では四〇代で発症している人も多く、根治的な治療薬はない。

現状では病気の進行を抑制し、認知機能の低下を防ぐ効果があると言われるアリセプトが使用されているが、これは副作用が強い薬とされる。他の生活習慣病の薬物治療と同様、その病気を治すためのものではなく、逆に認知症疾患者を増産し、副作用によるパーキンソン病等、他の医原性の難治性疾患を発症させている。二年、三年と安易に常用していると、「要介護」の重度の認知症患者に移行してしまう。したがって、決してそれらの薬に依存してはならない。

もし認知症の薬を処方されたら、薬の服用は少しだけ延ばして、とりあえず一日一回くらいでもいい、三〇~四〇分間、体を温めしっかり汗をかく、湯治生活を日課にしてみたほうがよい。

常に温かい体に変われば、血液循環が促進され、脳血管障害の改善が顕著になり頭も冴えてくる。医師に診断された「認知症らしき症状」は間もなく治ってしまい、見違えるほど元気になるだろう。

ＴＶの健康番組にあおられ、決して病院に慌てて飛んで行ったりしない方がよい。行く前にとりあえず湯につかって、嘘か本当かゆっくり考えてみればよい。行く必要がない、ということがすぐに分かるはずだ。

特に定年退職者では、しっかりした目的意識がなく生活していると、長年蓄積した体の負荷により顕著な老化現象が始まってしまう。アンチエイジング（加齢に伴う老化を遅らせる）のためにも、湯治を日課にした方がよい。

また脳卒中の後遺症、高次機能障害者にしても、脳の血流を盛んにすることは脳細胞の活性化を促すため、行動力、記憶力アップにつながる。頭が冴え若い時期の体に戻り、楽しいことばかりで、新しい人生が開けてくるのは間違いない。

●病院は統合失調症患者もつくり、企業のお手伝いも

現在では企業の健康診断が強制され、社員は半強制的に受診させられる、全くそのような症状が認められない人々が「認知症の疑いあり」というレッテルを貼られてしまえば、その人の職場人生はそこで終わりになる。なぜなら、「真の認知症」患者に至らしめる副作用の強い薬を処方されるからである。その治療を拒めば会社を辞めなければならないし、治療を続けるとさまざまな副作用を伴って精神疾患に陥り、統合失調症という適応障害者に仕立て上げられる。

これらが会社の人員整理のために、計画的に使われることになってはならない。企業寄りの医師は、決して軽々しく認知症の診断をすべきではない。「カルテの一文字」が人の人生を大きく左右することになるからだ。

最近、精神に何らかの異常をきたしている社員をこさえては、合法的に社員整理をする手法が増えている、医師は決してその仕事に一役買ってはならない。また、製薬会社のプロパー（薬の営業マン）からの札束攻撃に負けてはならない。一度受け取ったら弱みを握られ、泥沼に引きずり込まれることになるからだ。

製薬会社の営業マンと化した医師が多すぎる。決して患者の弱み、足元につけこんで、

ひいきの製薬会社の薬の押し付け販売をしてはならない。

●ある統合失調症患者のケース

ある日、私のところに統合失調症の患者が来訪した。職場の人間関係トラブルをきっかけに、精神安定剤、睡眠薬、向精神薬を常用するようになったという。皮膚疾患、アトピー性皮膚炎は重症化し、ステロイド剤の多用も続き、体にはさまざまな副作用が認められた。精神にも異常をきたしており、「会社のあの上司は殺す」と息まき、実に危険な状態であった。

職場は長期休職中で医療給付金で生活していたが、長期滞在で温泉湯治をすることになった。会社には毎月、精神科の治療証明を提出していたが、六ヶ月経過したあたりで全ての薬の使用をやめ、正常な精神と身体に戻り始めた、都合一年間滞在していたが、病状は完全回復した。

しかし、半年分の医療給付金は出たが、後の半年分が支給されないという。保険担当の職員によると、「あなたは残り半年間、病院からの証明は出ているが薬の処方を受けていない。したがって治療を受けたことにならない」ということで、後の半年分の医療給付金は出ないと言われ困っていた。薬の処方をしてもらい使用しないで破棄すれば良かったのだが、残念なことをしたようだ。

何か理不尽な気がするが、健康な体はお金の問題ではないと諦め、現在職場復帰し、元気に働いている。

その後、会社提出用の書類をもらいに病院に行ったが、皮膚科、精神科ともに奇跡の回復だと医師が驚いていたという。薬をやめて温泉湯治だけで、痒みや炎症のないツルツルの皮膚に戻り、また普通の精神状態にもどった姿をみれば、医師たちはきっとショックだったと思われる。

このようなケースでは、精神面の回復が得られれば、ほとんどの患者が病状は改善される。そのためにはまず、常用する薬物を絶つことしかない。

●湯治はあなたの健康貯金

湯治を日課にした生活は、一〇年後、二〇年後のあなたの体を守る、健康貯金である。この貯えがあれば、認知症が発病することはない、またパーキンソン病や他の生活習慣病にかかることもない。病院の世話にならなくても、いつまでも口も体も達者で生きていける。

湯治は、健康寿命を延ばす最良のセルフケアである。なぜなら血液の循環が良く、いつも体が温かい、冷えの症状のない人の体では、脳血管障害をはじめとする生活習慣病とはまったく無縁だからである。

既に認知症の症状が認められる人は、薬をやめてすぐにでも、この湯治を実践したほうがよい。薬物のダメージが少ない軽症者の回復経過は、周りの人が毎日驚くほど顕著である。ただし病状によっては、入浴時の介護人が必要なケースもあり注意が必要だ。

●健康を害し初めて知る命の尊さ

私が主宰するがんや生活習慣病の人々を励ます会、「ホスメック友の会」で面談する際、共通した質問をする。

「よく振り返ってみてください。過去一五年、二〇年というあなたの生活が、今の体となって現われているのでしょう。あなたはそれだけ長い時間をかけて、今の体をつくったのではないですか？」

そう言われて初めて気付く人が少なくない。「長い間、精神的に辛いことが続いたのですね」の一言で、乳がん、子宮がん等の患者さんは涙する人が多い。

大腸がん、直腸がん等の患者では、長年の暴飲・暴食・偏食がたたり、頑固な便秘の状態が続いて、腸内でインドール、フェノール、ニトロソアミン等の発がん物質が生成され、がん発症に一役担っている。

がんにしても心臓病や脳血管障害にしても、それらの生活習慣病になる人は、今までの生活のあり方を悔い、からだの養生、つまり思いやりやいたわりの心を第一に、徹底した生活の改善を図ることが急務である。

わが身を振り返ることなく仕事、仕事の毎日で半生を過ごし、功をなし、名を遂げたある大金持ちの患者が、医者にこう懇願し頭を下げつづけた。

「先生、お金はいくらかかっても良いですから、私のがんを治してください！　絶対にまだ死ぬわけにはいかないのです！　最高治療法で徹底的にやってください」

その患者は術前、そして術中、術後と効き目の強い最新の超高額抗がん剤を投与され、徹底した放射線治療を施された。

それらがよほど効いたのか、あっという間に力尽き逝ってしまった。

どんなに金が有り余っていても、残念ながらお金で健康な体は買えない。さらに、どんなに大金持ちになっても、命を粗末にして稼いだのなら実に虚しいものがある。

何百億円、何千億円積んでもがんは治らないし、健康な体はお金では買えないのだ。

しかし、毎日少しばかりの体への「労わり料」と「気遣い料」だけで、がん発症を予防し、またがんを克服した素晴らしい健康体を手に入れることはできる。

その治療法は言うまでもなく、湯治という驚異のセルフケアである。

第4章　血行を良くすれば治る！

●すべての病気の発症原因は血液の流れにあり

私たち成人一人の体に張り巡らされている血管は、動脈、静脈、末梢毛細血管をつなぎ合わせると、その総延長は九万キロメートルにも及ぶという。驚くなかれ、ゆうに地球を二周する長さであり、しかもその血管にはすべて血液が流れているのである。

信じられないと思うであろうが、これは事実である。そして私たちの体を巡っている血液量は体重の一三分の一、約七・五％であり、心臓から送り出される血液量は、個人差はあるが普通の状態で、毎心拍排出量約六〇～七〇ミリリットルであるから、一日約六トンの血液を送り出していることになる。何と一リットルペットボトルで六〇〇〇本の量である。

そして全身を駆け巡った血液は肺や肝臓で酸素や栄養素を受け取り、浄化され、六〇秒程でまた心臓に戻ってくる。そして酸素と栄養素が豊富になった血液は動脈血としてまた心臓から送り出され、全身の細胞はこの酸素と栄養素を受け取り、化合させることによってエネルギー源としている。

私たちが気付いていないだけで、心臓はこれだけの大仕事を毎日こなしているのだ。それも私たちの指示ではなく、自律神経に支配され、自動的に働いているのである。

●自律神経の狂いが万病のもと

この事実を決して軽んじてはならない。つまり、自律神経の働きを阻害する薬物治療を漫然と受けてはならない。人の体が健康体であるか病体であるかは、自律神経が支配するこの血液の循環（血液、リンパ液、組織液）の良し悪しで、すべてが決まってしまうからだ。

その人の長年にわたる悪い生活習慣により、血液の流れの悪い部分、狭くなった部分、詰まってしまった部分、切れてしまった部分、血液が届かなくなった部分などが発生してくる。これらの部位には体に大切な酸素や栄養素、各種ホルモン、免疫物質などが届きにくく、そのため免疫力が低下する。病態としてがんを筆頭に、それぞれの名前がつく血管性疾患が現われてくる。あらゆる病気の発生の起因として、この血液の循環不全が関わっているのである。

現実に医者が処方する薬の半数は、この血液循環改善薬である。血液をサラサラにする抗凝固剤ワルファリンという副作用の強い薬と、どんな薬の処方にも付いてくる、おまけのような胃腸薬である。

このように血液の循環、血液の浄化がいかに大切か、またこれを正常に働かせることが、薬に頼らずに病んだ体を健康な体に戻す最善の治療法であることを、理解しなければならない。

●がんの増殖を抑えるのは体温

これまで述べてきたように、長年にわたる生活習慣は、良い体にしても悪い体にしても、その人の「体質」として根付いてしまう。精神的・身体的ストレスを長年蓄積した結果、自律神経失調に陥り、血液の循環不全により免疫力低下をもたらし、ありとあらゆる病気の発症要因となっている。これは、がんの発症にしても同様である。

人体を構成する六〇兆個の細胞は、常に血液の供給を受けており、血液の量また質の良し悪しが、がん発生に関わるがん促進遺伝子、またそれを防ぐがん抑制遺伝子の細胞形成にも大きく影響を及ぼし、免疫を左右しているのである。

発生初期のがんは、いたって「嫌気性」である。血液の循環が悪く極度の冷えや酸素不足の部位に好んで発生するが、酸素の豊富な部位ではほとんどその活動は鈍く、がん化できない特性がある。

しかし低体温の人、体の表面体温が常に三五℃台、臓器、器官などの深部体温にしても三六℃台という異常な冷えを伴う人々は、普通の人に比べ、免疫力が三五～四〇％程度は常に低下している。したがって、がんが発症、増殖するには格好の宿主であるといえる。

一方がん細胞は熱に弱く、体温三五℃台では活発に増殖するが、三九・三℃以上になるとその活動は弱まり、四〇℃台になると徐々に死滅するという。したがって、表面体温が三六～三六・五℃という普通の免疫力を備える人々は血液循環も良く、常に免疫力が高い状態であり、がんの発症、増殖を許すことはない。

慢性的な低体温者、つまり極度の冷え性の人は、湯治を日課にして体を温めなければならない。基礎体温・平熱を一℃上げ、三六・五～三六・六℃という、常に温かい体に改善すべきである。

そうすれば体の隅々まで酸素、栄養素、免疫物質がいきわたり、血液循環も活発になり、その結果血中のリンパ球は増え、ＮＫ細胞が活性化する。当然免疫力は高くなり、がん細胞の縮小、消失が始まり、他の慢性病の改善も顕著に現われるようになる。

●がんは熱に弱い

前述のように、がん細胞は熱に弱い特性がある。インフルエンザに罹り、四〇℃近くの高熱を出して唸っていたがん患者が、数日後に熱が引き、ケロッとして風邪の症状も落ち着いた。あまりに様子が違うこともあり検査したところ、がん細胞が消滅し、まったく認められなかったという話がある。

また次のような話もある。イタリアローマ近郊のポンテイン沼の周辺住民には、マラリアが蔓延していた。病原体を持つ蚊が沼に住み着いているためマラリアによく罹るに違いないということで、その沼を埋め立ててしまった。するとマラリアは根絶されたが、代わりに人々にがんの発症が見られるようになった。イタリアの医学会が調査したところ、マラリアの高熱ががん予防になっていたという結論が出たという。

がん末期の患者で医師にサジを投げられた人が奇跡的に助かっている例が、医学文献でも多く確認されているが、ほとんどの症例で、感染症などに罹って高熱が出たためという。これらは、がん細胞が熱に弱いことの証明であろう。

●HIVを治す鍵も湯治に？

ＨＩＶ（ヒト免疫不全ウイルス）は、一九八一年に初めてその存在が明らかにされた。増殖する時、自分の遺伝子を人間の遺伝子の型に変異させて、リンパ球（Ｔ細胞）の細胞核に入り込み、エイズ（後天性免疫不全症候群）を発症させる。ＨＩＶに感染しエイズを発症すると、体の免疫システムが破壊され、免疫不全に陥り、カリニ肺炎などの感染症やさまざまな合併症を引き起こし、最終的には命を落とすことになる。

ただしＨＩＶに感染し陽性であっても、すぐにエイズを発症することはなく、一〇〜二〇年と症状が進行しないケースも多い。現在世界のＨＩＶ感染者（陽性者）は四〇〇〇万人を超え、エイズ発症者は三〇〇〇万人に達するといわれている。日本においても激増の一途で、年間の感染者は一〇〇〇人を超えてしまっている。このままでは五年後、国内のＨＩＶ感染者は五万人に達することが予測されている。

この病気の怖いところは、性行為によって感染するということである。したがって、ネズミ算式に増加する時期が日本でも訪れることになるだろう。

ただ、このウイルスもがんと同様熱に弱く、普通の免疫力つまり健康な人の持つ免疫力には敵わない。したがって感染しない。極度に免疫力低下が認められる人々に感染しているのだ。

そして感染後ＨＩＶウイルスは、「潜伏期間」の長さにも大きな差が出る。その感染者の備える免疫力との力関係で一〇〜二〇年と陽性のままエイズを発症しないこともあれば、二〜三年で発病し、宿主を死亡させるかの違いを生じさせている。

潜伏期間が長い患者では、ＨＩＶ感染時は免疫力が極端に低下していたが、その後、さまざまなファクターが重なって徐々に免疫力が向上し、エイズの発症が阻まれていることが考えられる。いっぽう、ＨＩＶウイルスに感染後、短い期間でエイズが発症した人では、その治療に用いる薬物の副作用等を含め、感染時よりさらに免疫力が低下したため発症したと言える。

二〇一七年に出版した本書の旧版で、「私にはまだＨＩＶウイルス感染者の温泉湯治、回復臨床例がないため軽々しく言えないが、がん患者と同様に一二ヶ月ていどの温泉湯治で『陰性』になるのではないかと期待している」と記述した。

その後、二〇一九年より温泉湯治を開始したＨＩＶ陽性者（男性）が、一切の薬の服用を絶ち、一年半の湯治で、特異な体の病状は全て消退した。

これが医学的に実証できれば世界で三例目となり、ＨＩＶ感染者にとって朗報であることは間違いない。

しかし、毎日高額な薬を服用してエイズの発病を抑えている訳であり、「自分勝手に薬を止めるとエイズが発症し、あっという間に死亡する」という医師の言葉に患者は戸惑っているようだ。

それにしてもＴ君、よくぞ薬を絶つ決心が出来たものだと感心する。本人は薬を一二年間飲み続けてきた。これから先一〇年間、何ごともなく現在のベストな体調が続いて初めて治ったことが実感できると言って、自宅湯治を楽しんでいる。

●ＨＩＶウイルスはがん細胞同様、多剤耐性新型変種ウイルスに変化

現在の治療では、ウイルスの増殖を防ぐ多剤併用療法の効果が得られず、感染から発病まで二～三ヶ月という早い時期に「多剤耐性ＨＩＶウイルス」が現われている。がん治療も同じであるが、ＨＩＶウイルス、エイズの怖さはこのように次から次へと変異する多剤

耐性新型変種ウイルスが出現していることにある。これらは現在猛威を振るっている新型コロナウイルスも同様であり、次から次へと変異してより強いウイルスに変性し続け、なす術がない状態となっている。抗生物質に対する耐性菌、またがん患者の抗がん剤に対するADG（アンチ・ドラッグ・ジーン）と同様、薬物に依存する治療手段と「イタチごっこ」になってしまい、その病気を治すための治療には繋がらない難しさがあるようだ。

エイズはHIV感染後、宿主の免疫力がさらに低下した時発病していることから、患者の免疫力を常に高めておけば、HIV陽性であってもウイルスの潜伏期間をコントロールでき、長年エイズの発症を「逃れる」「遅らせる」ことが可能である。発症しなければ患者のQOL（クオリティ・オブ・ライフ、生活の質）に大きな支障がなく、その状態で長く生活ができればよい。そのためには、患者の免疫を極端に低下させる薬物療法である、抗がん剤同様の多剤併用療法の見直しが必要になってくる。

●新型コロナも免疫力が決め手

正常な免疫を備える人は、強い毒物等でも服用しない限り、突然そう簡単に致命的疾患に陥ることはないし、難治性疾患に罹患することも、新型コロナを発症することもない。

がんやＨＩＶウイルス、新型コロナウイルスといえども、発症しない人と同じように、正常な免疫を備える体にしておくことが大切だ。またいかなる薬物にも依存せず、自然にそのような体に戻すことが、根本的な治療法であろう。

新型コロナ感染予防のためと「三密」を避けるようにすることで、経済を破綻に追い込むことは、感染症専門家としての医師の仕事ではないように思う。いかにして新型コロナウイルスと対峙し撃退するか。その最も有効な戦術、そして最も有効な武器は、薬ではなく人々が備える免疫力であり、それを高めること以外にない。

その基本は、決して病気を難しくとらえないということである。難しくとらえると現代医療の薬物依存の対症療法と同様になり、その病気の真の治し方は分からなくなってしまうからだ。

どのような疾患であろうと、日常の生活の中で罹患し、また自らの体がこさえた「後天性の疾患」であるかぎり、その治し方は生活の中にあるものだ。

新型コロナにしても、すべての人が罹患し、重篤な状態に陥るのであれば、それはとんでもない感染症で難病死病であろう。

しかし、人が備える免疫力を常に高めておけば、新型コロナに感染しても重篤な状態にはならず、やがて抗体ができてその病気は治る。これが社会的に達成された状態が、「集団免疫」である。

この集団免疫獲得者が人口の四〇％程度にまで達すれば、新型コロナは終息に向かうという。したがって、人々は自らに備わる「自己防衛機能」「自然治癒力」がある限り、自身の荒んだ生活を改善し、体内環境を整え、免疫力高めること以外に、有効な手段はない。

真の治療法は、毎日十分な睡眠をとることを心がけ、常用する薬を絶ち、暴飲暴食、偏食のない食生活を送り、適度な運動を取り入れることだ。そして湯治を日課にするという、実にシンプルな日常生活でよいのだ。

●あらゆる病気も湯治で陰性に

この生活が実践できれば、C型肝炎、B型肝炎の患者でも、一年程度の「湯治」で大方の人が、抗体ができて陰性になっている。

あるC型肝炎の女性は、一年程度の湯治のみで他に現代医療の治療は一切受けずに陰性となった。なぜ治ったのか医師の質問攻めにあったという。自らも信じられず、三軒の病院に立て続けに検査に行ったが、いずれも陰性で、ようやく完治を自覚できたという。

前述のＨＩＶ感染者の男性は、一年後自らがＨＩＶ患者として通う病院で検査を受けた。血液検査ＣＤ４リンパ球の結果発表は、医師が実に曖昧な表現に終始するため納得できず、他の病院で検査してもらったところ、ＣＤ４リンパ球が増え始めているという。

病院側は陽性者として一二年間、高額な薬物治療を施している。患者はその間、あらゆる面でさまざまな制約を受け生きてきた。現在勤める職場にはＨＩＶ陽性者と分かったら辞めさせられるから事実を話していないし、友人知人も自分が陽性者であることを知らないという。

しかし、ＨＩＶの特異な症状が消失し、体に異常は全くなくなって、現在ＣＤ４リンパ球が正常値近くまで回復してきたのだ。

余談だが、なぜ自分がＨＩＶに感染したのかを話していた。「長い間やぶれかぶれの生活で、とても人には話せない荒んだ自暴自棄の生活をしてきました。ＨＩＶに感染しても当然だった」と。

●大腸がん末期患者のケース

二〇一八年、大腸がんの末期症状で余命三ヶ月の宣告を受けた建設・不動産会社の社長

（六八歳）が、奥様同道で来苑した。すでに子供たちに相続手続きは済ませたという。大急ぎで温泉湯治生活を始めた。延べ一〇ヶ月、それこそ死に物狂いで一日五〜六時間の湯治をこなした。

途中三回自宅に帰って検査したが、三回目の検査で、がんがすべて消えてしまっていることが分かった。病院で手術後、「とてもすべてのがんは取り切れていない、まだ残っているから」と医師に告げられていたが、どこの病院で検査してもがんは消失していて、がん治癒後の痕跡が認められ、不活性化したがんの残骸が写っているだけという。すべての検査記録を持って私に説明に来たが、「あってはならないことが起きている、これは奇跡だ」とそれぞれの病院の医師は驚いているという。

湯治生活一〇ヶ月で末期がんがすべてアポトーシス（がんが自ら消失すること、がんの自殺）を起こすのはそう多くはない。この患者の場合、生に対してよほどの執念があったことは事実で、それらがＮＫ細胞のドラスチックな攻撃に繋がり、がんのアポトーシスを早めたといえる。

●抗がん剤治療の前にセカンドオピニオン

二〇一七年、アトピー性皮膚炎重傷者（四三歳男性）が一年間長期滞在し、完治して帰った。その二年後、母親から電話があり、「息子はおかげさまでアトピーは完治して元気です。実は私と私の妹のことで先生に相談がある」という。話では二人とも早期の大腸がんであることが判明したらしい。医師は抗がん剤治療を勧めるが、どうしたらよいかアドバイスがほしいという。

「まだ本格的な治療をしていないのなら、体はほとんどダメージを受けていないはずだから、毎日本を読み返し、自宅湯治に専念しなさい」と電話での湯治指導のみにした。

その後三ヶ月経過した頃、病院の検査で姉妹とも大腸がんは消失し治っていることが分かったという。私の携帯には、大慌てで送られてきたであろう、「先生私も妹もがんが消えました。ありがとうございます」というメールの記録が残っている。

現在は再発しないように、湯治を日課にした生活を心がけているとのことで、本当に良かったと思う。

●温泉湯治がなぜ効くのか

昔から、医師を何人替えて治療しても治らなかった病気が、温泉湯治によって嘘のように治ったという例が数多くあるが、これは温泉に自律神経機能のバランスを修正する力があるからである。

これを科学的に見てみると、温泉には三つの主な効果がある。「温熱作用」、「含有化学成分の作用」、そして「非特異的変調作用」である。

それらの総合作用で体に変調をきたすことにより、自律神経失調を正し病気を治しているのだ。

温泉湯治により温熱作用が働くと、副交感神経が刺激され、血管が拡張し、筋肉がリラックス状態になる。すると、血圧は下がり、脈拍は増加し、末端の毛細血管まで十分な血液が行き届く。これにより細胞の新陳代謝が活発になり、老廃物の排出も盛んになる。

温泉が淡水と決定的に異なる点は、各種の成分がイオン化した状態で含まれていることである。温熱作用は淡水でもみられるが、温泉の持つそれとは比較にならない。

また、含有成分の作用は温泉にしか認められない。温泉の持つイオン化した化学成分が、湯治をするだけで直接体内に吸収され、他の温熱作用、非特異的変調作用（各種ホルモン分泌刺激調整作用、総合的生体調整作用のこと）を強める働きをしているのである。

●温泉湯治の歴史

湯治とは文字通り「湯で治す」、ひとつの治療法である。日本においては、明治時代に時の新政府が西洋医学を導入するまで、昔から病を癒す術として湯治が常識であった。温泉湯治の歴史は古く、一四〇〇年前の奈良時代には『出雲風土記』をはじめさまざまな書物に温泉湯治の記述みられる。

江戸中期には後藤艮山《こんざん》（一六五九―一七三三）という医師が、庶民に対して温泉湯治を説いている。「浴すれば腸内やわらぎ積気もくつろぎ、食進み出れば治るなり」。また、「瞑眩《めんげん》せざれば、その病は癒えず」という。この「めんげん」とは、腫れ、発熱、痛み、炎症などを起こして病気を治そうとする副交感神経の働きであるが、現代の医療では、消炎鎮痛剤やステロイドホルモンなどで、この瞑眩反応を止めている。これは病気が治るためのステップ・離脱症状であり、不快な症状ではあっても、これを止めてはいけないということである。

江戸時代後期には、拓殖龍州という医師が湯治による効果をあげ、盛んにその手法を説いている。

そして明治時代、ドイツから招請されたベルツ博士が、草津温泉をはじめとする全国の温泉調査を行い、湯治によって病気を治す手法、そしてその効果を伝授している。現在でも草津温泉に行けばベルツ博士の功績をたたえる銅像やさまざまな記録を見ることができる。ベルツ博士は当時東京医学校（現東大医学部）で教鞭をとり、『日本鉱泉論』を著している。

いっぽう、一八世紀オランダのブールハーフェは「頭寒足熱」の健康法を説き、「頭を涼しくして、体を窮屈にしないで足を温めよ。そうすればお前は、いずれ医者をあざ笑うことになるだろう」という名言を残している。

●西洋医学という対症療法の流入

江戸時代まで、医療の根幹は東洋医学によるホリステック（全身、全体的）な観点からとらえた「原因療法」（病気になった原因を探り元から治す治療法）が主であった。

日常生活においては、体の養生、労わりを大切にする習慣があった。人々は暗くなったら寝て、明るくなったら起きるという自然な暮らしで、食生活は一汁一菜が基本の粗食であったため、現代と比べ病気になる人が少なかった。病気になるということは不養生であり、自らを辱めることだと考えられていた。

このように常にハングリーでひもじい生活に庶民が馴染んでいたから、健康な人々が多く、良い仕事が遺せたのかもしれない。

しかし明治時代をむかえて、西洋医学が導入された。「対症療法」（病気を根本的に治すのではなく、薬物を使って症状を抑えるだけの治療法）で薬物治療がすべての西洋医学にとっては、これらの生活習慣が続くのは何かと都合が悪くなった。

そこで湯治、養生、思いやり、労わりという日本固有の治療法をなくさせ、病気は医者が薬を使って病院で治すという「薬のサジ加減療法」を、「近代医学」と権威付けした。つまり、真に病気を治すことには繋がらない対症療法（アロパシー）を、「正当な治療法」として世の中に定着させ、常識化させてしまったのである。

この時点から日本の医療界は、間違った「ボタンの掛け違い療法」を始めた。明治、大正、昭和、平成、令和と一五〇年以上の間、いまだに「かけ違い」のまま、病気を治すことに繋がらない、誤った治療法を続けている。

そして真に病気の回復を願う人々を薬に依存させて囲い込み、薬の副作用による医原性の疾患で患者を苦しめ、さらに重篤な副作用による障害者、死者を出し続けて、世の中を健康被害者だらけにしてしまった。「医は仁術」という、尊い人の命と健康をあずかる神聖な医療を、「医は算術」つまり金儲け医療にしてしまったのだ。

本来の医療は患者のためのもので、それを支えるのが医師であり病院で、それらに協力しているのが製薬会社、医療機器会社であるはずだ。しかし現在ではそれらが逆転し、医療は医師、病院、製薬会社、医療機器会社のためのもので、患者はそれらを維持していくための顧客になってしまっている。

●医療保険制度は崩壊の危機に

その結果、現在国家予算の四割以上を占める四三兆三九四九億円（二〇一八年）が国民医療費となり、介護費用を含めれば五〇兆円に迫る勢いで、現在も毎年一兆円増え続けている。団塊世代全員が七五歳以上になる二〇二五年に向けて、ますます厳しくなるのは避けようがない。

このような事態を厚生労働省は手をこまぬいて見ているだけで、なす術がない状態である。医療保険制度の崩壊は、いまや時間の問題となってしまっている。厚生労働省は「破綻が現実的になってから対処するしかない」とのんきなことを言っているが、現実的に差し迫ったこの危機を逃れる施策として、国の税金負担増は限界に来ており、消費税率を一〇％に引き上げても到底追いつかない状態まで来ている。

しかし、この末期症状を救う手だてが一つだけ残されている。

それは、人々が医療に頼らず、「自らの病気は自らが治す」「自らの健康は自ら守る」という本来の考え方に戻ることだ。つまり、「セルフケア」に徹することである。

医療保険が崩壊すれば、患者は高額な自費診療費などとても支払えない。年金生活者では年金を治療費に全部充てても足りなくなり、生活困窮者が増え続けることになる。

●薬に頼らず健康に過ごす秘訣

現代においても、薬や病院に頼らず健康な体で生活をしている人は大勢いる。そのような人々は、「自分の体は自分で守る」という自らのポリシーをかたくなに守っている。

どうすれば、このような強い気持ちでいられるのだろうか。

現代において健康な生活を送るために大切なことは、何も難しいことではない。

まずは食生活、そして適度な運動、さらに睡眠である。この三つはほとんど常識で、厚生労働省も、現代医療の医師達も、口を揃えてその大切さを説く。

しかし、彼らは分かっているのか分からないのか、それが意図的なのかどうか、一つ大切なことを言わないし、勧めようとはしない。

それは、ぬるめの温度で時間をかけてしっかりと体を温め、汗をかく、「湯治」である。この湯治に対しては、相変わらずその態度は冷ややかであり、湯治の効果についてもあまり触れようとはしない。それどころか、風呂にしても温泉にしても、「入りすぎると危険だから汗が出る前に出なさい」と指導する。

●医療崩壊は「自宅湯治」で救える

体の不調を訴える人々が、薬、医師、病院に頼る前に、自らのいい加減な生活を少しでも反省し、自宅の風呂で一日一回でもよい、三〇〜四〇分程度の微温浴（三八〜三九℃、高くても四一℃まで）によりしっかり体を温め、汗を出すという自宅湯治を習慣づけるだけで、世の中は大変なことになってしまうだろう。

介護費用を含めると国家予算の半分を占めるまでに膨れ上がった国民医療費も、現在の半分程度になってしまい、病気を治すために処方した薬の副作用、さらに院内感染、そして医療行為によって発生した医原性の疾患等はすべてなくなってしまう。

さらにそれらの疾患を治療する費用も必要なくなる。なぜなら、湯治によって血液の循環が良くなり、血中のリンパ球が増え、免疫力が高まり、万病の元である風邪をひかない人々が多くなるからだ。

現在猛威を振るう新型コロナやがんを筆頭に、ありとあらゆる慢性疾患、難治性となった疾患の改善が現れれば、ことのすべてを知った人々（患者）は賢くなり、自宅湯治というセルフケアに専念するようになるだろう。医師に頼らない、病院に頼らない、薬を使わない、自分の体は自分で守るという人々が増え続けることになる。

医療関係者はもちろんのこと、何人もこの広まりを阻害してはならない。

真に医療を改革し、国を守るには、これしかないからだ。

湯治は薬と違ってまったく副作用はなく安全で、しかも確実に自分で自分の病気を治し、健康寿命を延ばせる治療法である。人々は、このセルフケアの大切さが今に分かる時が来る。

医療保険は崩壊してしまい、病院、医師、薬に頼った診療は超高額になり、自費診療の割合が高くなり、大方の人が治療費を払えなくなる――そうなってからでは遅い。今からその準備をした方がよい。

まずは、自宅湯治を日課にした生活に、今日からでも切り替えていこう。

●風邪（インフルエンザ）特効薬が子供を死に追いやる

昔から「風邪は万病の元」といわれている。ある医学者は、「現代の過密社会では、人間は風邪からは免れない」という。免疫の学習期である幼児期、小児期の子供達にとっては、まだ大人の半分程度の免疫力であり、熱を出す、風邪をひくということは、しごく当然のことである。

したがって少々の微熱程度では、大騒ぎして薬に飛びついてはならない。怖いのは「タミフル」だけではない、すべての薬（クスリ）が生体、生きた生身の体には毒物であり、逆から読んで分かるように「リスク」、つまり危険なのだ。

決してリスクの常用をしてはならない。どのような病気でも、薬を使わない方が確実に早く治るということに気付くべきだ。テレビコマーシャルに騙されてはならない。薬は「百害あって一利なし」なのだ。

インフルエンザの特効薬タミフル服用後、異常な言動を起こした事例が数多く報告された。笑いながらトラックに飛び込んだ少年、マンションのベランダから飛び降り自殺した子供たちを始め、さまざまな副作用により、突然の発作が現われたという。副作用の恐ろしさについては、アトピー性皮膚炎のステロイド、プロトピック軟膏等の治療薬も同様である。

親はこれらの薬を子供に処方するのであれば、まずは処方箋の副作用注意事項をよく読むようにすべきである。添付文書は拡大鏡を使わないと読めないような小さな文字であるが、そのような副作用が現れることが、はっきりと明記されている。

頭痛薬の注意事項には副作用として「頭痛」。胃薬には副作用として「胃痛」。睡眠薬の副作用注意事項には服用すると眠れなくなる「睡眠障害」等々、薬を使うことの無意味さを、製薬会社自らが、どのような薬の注意書きにもしたためている。その薬の使用によって出現する副作用の疾患は、軽いものから重篤なものまで、すべてが正直に記載されているのだ。

なぜ正直に書くのだろうか？　あまり正直に記載すると、逆に薬が怖くて買う人が少なくなるのではと思われるくらいの正直さである。

しかし、服用する前にその注意事項を読む患者はまずいない。だいいち文字が小さすぎてとても読めないし、なかなか読みにくい。

それが狙いなのだ。訴訟逃れのために正直に記載はするが、それらの注意書きを製薬会社はできるだけ患者に読んでほしくないのだ。

副作用で重篤な健康被害を受け、訴訟を起こしても、服用によりそれらの副作用が出現することがあると正直に書いてあるわけだから、まず勝ち目はないと心得たほうがよい。

薬を使わない、薬に頼らない、やたらに病院には通わないことが大切である。

●すべての薬剤投与を加減すると人間は勝利する

現代では抗生物質等、薬物の過剰投与による耐性菌、耐性ウイルスが猛威を振るい、新型インフルエンザ、新型コロナが蔓延している。これらはマスコミ報道でも騒ぎたてられ、人々は震え上がるばかりである。

しかし本当に怖いのはそれらの感染症ではなく、その治療に用いる薬物である。その薬の乱用によって、さらに強い新たな耐性菌、耐性ウイルス、変異ウイルスが出現するはめになるからである。

さらに強い薬を開発して対抗しても、いつまでもイタチごっこで意味がなく、無力な治療法となってしまう。常にそれらの犠牲者は、免疫力の低い人々（患者）になるからである。

日和見菌と言われる雑菌であろうと、さまざまな細菌、新型コロナウイルスであろうと、人間の知恵よりはるかに彼らの方が優っている。つまりズル賢いのだ。

基本的に細菌やウイルスは、自らに危険が及ばない限り自然と共生する。人の体にあえて危害を加えないのが本質である。しかし人間は、それらをせん滅するために抗生物質等さまざまな薬物の使用を始めた。その結果、細菌やウイルスは自らを守るために耐性菌、耐性ウイルスに変異、変性し、それらの薬剤を無力化してしまったのである。

喜ぶのは製薬会社とそれらのウイルス、細菌ばかりであり、先に人間（患者）の方が、犠牲者が多くなりくたばってしまうはずだ。

しかし考え方を変えれば、これらの問題はすべて解決する。

抗生物質も抗がん剤も、すべての薬剤の投与を減らし、人の体がそなえる免疫を強固にし、それらに任せてしまえばよいのだ。体のトラブルは自己防衛機能つまり免疫がすべて処理し解決してしまうため、変異、変性した「耐性菌」や「耐性ウイルス」は出現しない。

がんにしても同様で、免疫に任せてしまえば、がん細胞はすべてＮＫ細胞が駆逐してしまう。そうなれば、耐性獲得がん細胞遺伝子の出現はないのである。そうなると、がんは死病にはならない、回復可能な単なる慢性疾患の一つになる。

自然免疫療法である温泉湯治・自宅湯治は、この問題を見事に解決している。したがって、湯治の実践者は、がんを筆頭にさまざまな病気を克服することはあっても、悪化する人がいないのだ。

●急いで生活改善を

現代では成人で年に一回風邪をひく程度の人は健康な方である。しかし季節の変わり目ごとに、あるいはインフルエンザが流行るごとに、年に四、五回と風邪をひいている人がいる。そして、周りに風邪をひいている人が居ればまた感染して寝込んでしまうという、「付き合いのよい人」が結構いるものである。

このような人の日常生活には問題が多いようだ。

たとえば、慢性的に睡眠不足が続いている人、精神的・身体的に疲労の蓄積をしている人。シャワーで済まし、ほとんど体を温める入浴をしない低体温の人。暴飲、暴食、偏食、栄養不足の人。些細なことでもすぐ病院に行って薬を処方してもらい常用する人。運動嫌いであまり体を動かさない人。このような人は、遅かれ早かれ大病を患う可能性が大である。

したがって生活改善を図るべきである。さもないと、結果的に良い仕事はできないし、良い人生が送れないことになってしまうからだ。

私が主宰するホスメック友の会での聞き取り調査では、風呂には入るがシャワーで済ます人が多かった。体を温める習慣はなく常に低体温で、汗が出るほど湯船につかったことはなかったという人ばかりである。

●「向精神薬」は飲んではいけない

また、強度のストレスにより睡眠障害や情緒不安定になり、「向精神薬」を常用しているような人の中には、精神的・身体的に異常な言動が認められ、危険な状態に陥っている人が増えている。

特に睡眠剤、睡眠誘導剤、精神安定剤に始まり、向精神薬を常用すると、正常な思考力、判断力ができなくなる。そして次第に薬物依存状態が強くなり、他の薬物も合わせた複合副作用が現われる。そうなると、躁鬱感が強くなり、正常な判断が損なわれ、幻聴や幻覚、死への願望、自殺念慮・企図がすすみ、衝動的に自殺や自殺未遂を起こすようにもなる。過去にも有名な歌手や女優が、この向精神薬依存で衝動的に自殺している。

それらの疾患者を囲い込み、逃げられないようにして、薬物の過剰な投与、過剰な処方に明け暮れる精神病院、精神科クリニックの医師に対して、法的にも何等かの歯止めをかける必要があるのではと思われる。

現在、向精神薬を常用している人は、いますぐにでも薬を止めるべきである。覚醒剤と同様、依存性はヘロインよりも強いからだ。さもないと回復が難しい精神疾患に移行してしまい、精神病院の檻に囲われ、あじけない人生を送ることになってしまう。

いくら「私は精神病ではない！　正常なのだ！」と、檻の中で一日中叫んで、喚いて、暴れても無駄だ。強い鎮静剤を打たれて思考を止められ、真実は伝わらない。「これが特有の症状です」と医師に言われれば、家族も周りの人々もみな納得してしまう。恐ろしい世の中になってしまったものである。

●冷えの症状をとることがすべて

慢性的に睡眠不足の人は、疲労の蓄積により「冷えの症状」が強くなる。このような人は風呂で体を温める習慣がなく、常に免疫力が低い状態にあり、そのため体のあちこちに不定愁訴が現われる。大事にならないうちに、生活改善を図ったほうがよい。

まずは風呂でしっかり体を温め、汗をかいてみればよい。精神的・身体的ストレスの蓄積がほぐされ、熟睡できるようになるからだ。

毎日七〜八時間しっかり睡眠がとれており、風呂好きでぬるめの温度で汗が出るまでしっかり体を温める習慣があり、暴飲暴食はしないという人は、まず免疫力が高い人が多い。したがって風邪をひかない人が多く、新型コロナに感染することもない。そのような生活を続けている限り大病を患うことはないし、またがん患者や認知症患者になることもまずないといえる。

要は、頻繁にインフルエンザにかからない程度の免疫力があれば、がん細胞は駆逐できるのだ。このことからインフルエンザは、人の健康を推し量るひとつのバロメーターであることが分かる。

第5章　難病と闘い続けた人生

●これまでどんな生き方をしてきたか

薬に頼らず、温泉湯治と生活改善のみで難治性疾患を治すという「自然療法」を始めて、三五年が経過した。この間、私はインフルエンザに罹患したことは一度もないし、病院には歯医者以外は行ったことがない。現在も自らの健康に、何一つ不安を抱える異常状態、違和感などはない。

もしかして、ウイルスには何度も接して感染しているのかもしれない。しかし免疫力が高いおかげで、罹患しても気付かぬうちに抗体ができて治ってしまっているのだと思う。

何一つ持病はなく、毎日ベストコンデションで生活している。

医者にしてみれば、八二歳にして病院に通わない、全く薬を使わない、薬の悪口ばかり囃したてる憎い奴かもしれない。しかし自らが超健康体でない限り、恐れ多くて人様に

「健康論」など説けるものではない。また他人の健康指導などする資格もないし、指導する気にもならないと思う。

私は子供の頃から、将来の夢は医者になることであった。

しかし、家が貧しく、高校も大学も仕事しながら夜間学校で学び、生きていくのに精一杯で、夢は実現できなかった。

今は、医者にならなくて良かったと思う。もし医者になっていたら、現在の対症療法で何かと制約をうける医療界には馴染まなかっただろう。

つまり医者ではないから、いかなる薬にも頼らないで病を癒す自然免疫療法の確立が、制約を受けずにできたのかもしれない。

その根底にあるものは、今まで指導し回復した人々延べ一〇万を超える難治性疾患の臨床例であり、これらはすべて回復者、つまり患者から教わったものばかりである。

このような臨床例から得た事実を世の人々に伝えたいが、それはなかなか難しいものがある。現代ではまだ人々の理解は得られず、私は奇人、変人で、胡散臭い人間のひとりとしか思われていないようだ。

おかげで多くの友人知人が私から去ってしまった。いま私の周りにいるのは、がん患者等難病を抱える人達ばかりである。

しかし、現代医療の愚かな薬物治療の実体を知りすぎた人間として、世の人々に、実体験により薬物依存の無意味さを個々に証明させなければならない。これが私の天命と心得ている。

●「あってはならない奇跡」が起きている

三〇年前、アトピー性皮膚炎は難病ではない、自宅湯治で容易に治せるという事実をTVや講演会で世間に暴露し、その手法を全国展開した。その際、マスコミと医療界を支配するその筋から理不尽なバッシングで迫害され、身の危険にさらされ、神奈川県から北海道へと逃げ込んできた。

しかし、またとんでもない事実を発見してしまった。それは、がんやＨＩＶ（ヒト免疫不全ウイルス）も難病ではなかった、温泉湯治・自宅湯治でそれらの病状は消退するという事実である。がん患者、ＨＩＶ患者でも、初期症状から中症状であれば、生活を改善して温泉湯治・自宅湯治を徹底すれば、ほとんどの人が一年程度で病状は消失する、という事実である。

私の湯治施設では、長期滞在者はそれぞれ掛かり付けの病院へ定期的に検査を受けに行くが、検査の結果を受けた医師の言葉はきまって「これは奇跡だ、あってはならないことだ、何をしたのか」という質問攻めである。どこの病院でも、この「あってはならない奇跡」が起きているのだ。

また世の中を騒がし医療界に恥をかかせることになるが、バッシングは覚悟している。何が起きても世のため人のために事実を明らかにする、これが天命だからだ。

この先、三五年間現役でこの活動を続け、闘わなければならない。「お前は一一八歳まで生きるつもりか」と、マフィア（製薬会社）と札束投与で飼いならされた日本の「医療界のドン」から怒鳴られるかもしれないが、そうでないと現代の医療の改革に繋げられない。また、驚異の湯治の有効性も、自らの体で立証できないからだ。

現代医療が好むと好まざるとにかかわらず、自宅湯治の広まりは止められない。いつの世も、「人々の気付き」「人々の声」で、それらの改革はなされるからだ。

私の自然免疫療法を体を張って救い、「心のよき友」であり「師匠」であった、新潟大学名誉教授で世界的免疫学者の安保徹博士が二〇一六年一二月、突然ご逝去された。博士の逝去について、日本のすべてのマスコミが、五年経過した現在でもいまだに公の報道はなく、故意に報道管制がなされているようだ。

生前、安保徹博士は言っていた。「小川君、僕はまもなく消されるから」「僕に何か起きたら消されたと思って」と。何者かに消されたのかも……といまも悔やんでいる。

志半ばで逝った博士の無念さが、ひしひしと感じられる。万感やるせない思いで、いまも毎日ご冥福を祈っている。微力だが、私なりに安保徹博士の遺志を継いで、「医療の世直し」に残りの生涯をかけて闘っていくことを、心の墓前に毎日誓っているのだ。

●薬で治らない病気は難治性疾患に

世に言われる原因不明・治療法不明の難病は、有効な治療法または根治的な治療法が存在しないと結論付ける「難治性疾患」などではない。

しかし、現代医療の薬のみに依存する治療法であれば、世の中の病気は何一つ根本的に治ることはない。根治的治療には繋がらないから、いくら薬を使った治療を施したとしても、その病気が悪化することはあっても、決して良くなること、つまり治ることはない。

したがって、「難病」「難治性疾患」ということになる。

ということは、現代医療が自らの薬物治療で治せない病気は、すべて「難病」「難治性疾患」と呼ぶことにすれば、患者は「そうか、治りにくい病気か、治らない難病なのか」と納得してくれる。そうなれば、治すことには繋がらない対症療法が、患者の薬に対する抵抗心の薄れにつながり、治療がやり易くなる。

この事実が理解できるようであれば、さまざまな難治性疾患者は実体験してみるとよい。まず常用する薬をいかに上手に減量し、絶つか、ということ。そのためにはまず生活改善から取り掛かることが大切である。

具体的な自宅湯治・温泉湯治の仕方は前述してきたが、後章の「湯治の要領」の項でも詳しく述べることにする。

●がんを克服した人々の共通点

がんの手術後、現代医療の化学療法から離れ、さまざまな代替療法を受けながら、一〇年、一五年、二〇年が経過し、再発することもなく元気で過ごしている人は数多い。

がん発症後短期間で死亡する患者に共通した条件が認められるように、それらの元気な人々にも共通した条件がみとめられる。その条件とは、次のようなものだ。

①医師の提案する化学療法に対しては自らの考えをはっきりと伝え、医師に対してそれらの同意を取り付け、医師任せの治療にしなかった。
②抗がん剤、放射線治療のみに頼ることなく、早々とそれらの治療から離れ、過去の生活態度を猛省し、統合医療や日常の食生活の改善に努めた。
③自宅湯治、温泉湯治など代替療法を実践し、的確にアドバイスを受けながら、強い免疫力を備える体に改善した。
④自分と同じがんを克服した人々を訪ねて克服体験談を聞き、自らのがん克服に自信が持てた。
⑤余命の宣告は受けていたが、治療を続けても止めても余命に大きな違いがないと思い、食生活改善を続け自分なりに生きた。
⑥世捨て人になって命が果てるまで各地を旅することにした。

●見放されて浮かぶ瀬

また、次に挙げるような体験をしながらも、元気で生活をしている人々もいる。
肺がんで医師から余命一年の宣告をうけた四五歳の男性は、会社を辞めアパートを引き払って世捨て人になり、放浪の旅に出たという。どうせ一年のはかない命なら、自由気ままに余生を生きたかったのだろうか。

そのような時期、彼は私のところに来た。多くを語らずもの静かな人に見えたが、何か思いつめた様子はあった。

そして、食べたいものを食べ、したいことをして温泉三昧で、食べているか、寝ているか、釣りをしているか、温泉に入っているか、という毎日だらだらした生活を数ヶ月続けた。

有り金も底をつき始めた頃、彼は寿命の限界が近づくどころか、日を追うごとに元気になってしまった。医者の予言は見事にはずれ、彼の思惑は幸運にも外れてしまったのだ。

彼は半年後実家に帰って仕事に就き、現在も元気に生活し、社会復帰してすでに六年目に入っている。

再三病院での検査を勧めるが、病院に行く気はまったくないようだ。余命の宣告を受けたことがよほどトラウマになっているのだろうか、「どうせ拾った命、死んでも行かない」と今でも言い張っている。死んだら病院に行く必要はないのに。

●奇跡ではなく当然の結果

このような例は結構多い。世間ではこれらを奇跡だと騒ぐが、決して偶然でも奇跡でもない、ごく当然の結果である。

この男性の例では、運良く医師の余命宣告により医療を諦め、世捨て人になってしまい、免疫力を極度に下げる抗がん剤、放射線等の化学療法から逃れられた。

そして自らの環境が転地によってがらりと変わった。大自然の中で時を忘れた生活をおくり、さらに温泉三昧、自然食養生、また気ままな生活という条件が、自然治癒力、免疫力を高め、その結果、肺がんを克服したという典型的な症例であろう。

つまり、がんを克服する人は、運よく医師から早めに見放された人、あるいは逆に医師の治療を見放した人とも言える。

医師からサジを投げられ、治療放棄された患者で、その後がんを克服したケースには、「化学療法というあの地獄の苦しみから逃れられた」「一切治療を求めず人生を開き直って自由に生きた」「ひなびた温泉宿を巡り余生を楽しんだ」「代替療法に残りの人生をかけた」といった人々が多い。

さらに、抗がん剤、放射線治療に対して、「こんな治療には私は耐えられない、続けるくらいなら死んだほうがましだ」と言い張り、子供の反対を押し切って強引に病院から逃げるように退院して家族を困らせた六〇歳のすい臓がんの女性は、今年六九歳になったが、がんを克服して今も元気でわがままを言って暮らしている。

しかし、このように医師が敷いたレールを走る「行き先不明の寝台列車」に乗ることを拒否し、強引に途中下車した患者の予後が、すべて良いものとは限らない。

何らかの免疫力を高める治療を施さない限り、その予後は知れている。

先の六九歳のすい臓がんの女性の例では、死ぬことより抗がん剤治療の方が本当に怖かったのだろう。逆にそれらの治療をしないでよいという「安堵感」がまずあった。さらに、生き抜くために最後の手段として選んだ、半端ではない時間の温泉湯治を日課にした生活が、顕著な免疫力向上につながり、がんの治癒に至ったということが出来る。

●完全治癒後の生活によっては再発

肝臓がんの手術を受け、術後の回復も順調で、検査の結果腫瘍マーカーやＣＴ、ＭＲＩ等すべてが正常で、まったくがんの症状が認められない状態になる人は多い。そのうちの一人であるが、私の失敗談を述べておこう。

彼は五五歳である。温泉湯治で肝臓がんを克服し、通いつけの病院から検査の結果すべて正常で、がんが治っているというお墨付き、CR（コンプリートレスポンス、がん腫瘍が消失して四週間持続）を書面で出してもらい、有頂天になっていた。

私は、「がん克服おめでとう。でもこれからが大切だよ。いい加減な生活に戻ったりしていると後でまた泣くことになるから、くれぐれも体を労わる生活、体をいつも思いやる気持ちを大切に生きていくように」と会うたびに指導していた。

そして五ヶ月たったあたりで、息子さんから連絡があった。

「先生、親父を叱ってください。毎晩がん克服の祝い酒が仲間と続き、帰ってくるのはいつも深夜か明け方です。僕の言うことなんて聞かないんです」

彼はある宗教団体の幹部をしていた。ほとんど毎晩会合の連続で、会合が終わるとあちこちと飲み歩き、相変わらず帰りはいつも深夜か明け方だという。一、二度会って指導したが、二、三日は約束を守っているものの、また飲み歩くようになると息子はいう。まったく肝臓がん発生前の生活に戻っていたのだ。

一度がんを克服したらもう二度とがんには罹らないとでも思っていたのだろうか。CR後二年経過して胆管がんを発症し、抗がん剤漬けで病院から自宅には戻れず、残念ながら逝ってしまった。

あの時もっとしっかりした指導をすれば良かったと、今でも毎日反省し悔んでいる。

一度その病気が治ったらもう二度とならないと思っていたら、大間違いである。毎日自らの体に思いやり、労わりの心を忘れ、わがままでいい加減な生活に戻ってしまうと、必ずまた病体に陥ることになるものだ。

その後私はCRを二年と定め、がん腫瘍が消失し、二年経過後の検査でがんが認められない状態で初めて、コンプリートレスポンスと呼ぶことにしている。

●向精神薬のリバウンド

職場の精神的ストレスをきっかけに睡眠障害に陥り、睡眠誘導剤、睡眠薬と使い続け、最後は精神障害をきたし、以来一八年間「向精神薬漬け」により精神病院の囲い込み薬物治療を施され、入退院を繰り返していた五八歳の男性が、突然服用する薬を全部止めてしまった。

病院で乳がんにより乳房切除手術を受け、抗がん剤治療を受けていたが途中で断り、温泉湯治をしていた奥さんが、自らに顕著な回復が現われ始めたため、主人にも薬の服用を絶たせてしまったのである。

夫婦は床屋と美容院を経営していたが、急遽店に「しばらくの間休みます」と張り紙をして、夫婦ともども温泉湯治が始まった。

このあと、乳がんの奥さんは順調に回復したが、主人の薬物からのリバウンド・離脱状態がひどく、約二ヶ月間、奇妙な言動が続いた。覚醒剤の禁断症状と同様、幻聴、幻覚に始まり、昼夜を問わず裸で部屋を逃げ出し、奇声を上げて森の中をさまよったり、川に飛び込んだり、厨房から包丁を持ち出したりと、始末に終えない離脱症状が続いた。

その後、わずかずつではあるが改善し、一進一退を繰り返しながら正常な体に戻っていった。三ヶ月経過後、ほぼ精神的にも正常な状態まで回復し、その後自宅に戻って一ヶ月ほど養生し、散髪屋の仕事を再開した。復帰第一号は、実験台（?）として弟さんが客になったという。

現在、陽気な笑顔で客さばき、剃刀さばきをやって、奥さんの美容室ともども繁盛しているようだ。当然であるが、ご主人はあの禁断症状の二ヶ月間の騒ぎがほとんど記憶にないという。

それにしてもあの禁断症状、つまり離脱症状をクリアするのは大変なことだ。一つ間違ったらとんでもない事件に発展することになる。

他の病気の薬からのリバウンドは、アトピー性皮膚炎を除けばひどい状態にはならないが、向精神薬のリバウンドは慎重にかからないといけない。覚醒剤は一度依存状態になると脳が記憶しており薬を絶つことは難しいというが、向精神薬にはそれがないようだ。すでに二年経過しているが、薬の使用は全くないと奥さんは言っていた。

●特定疾患・膠原病（SLE）の実態は

長期間薬物を常用してきた疾患者がその薬物を絶った場合、使用期間・使用量によって、その離脱症状にはさまざまな症状が現れる。

膠原病（SLE）全身性エリテマトーデスは特定疾患に認定されており、医療費全額控除の難治性疾患で、女性に多い。

この病気の疾患者で、毎回七、八種類の薬を手のひら一杯の状態で同時に服用している人がいる。免疫抑制剤プレドニンの他、その副作用で出現した医原性疾患の治療薬をはじめ、次から次へと出現する副作用の病気の薬も合わせ、これほどの薬を服用することになったのだ。これでは体は薬物の複合副作用だらけで、廃人同様の病態に陥ってしまうはずである。

病院側にしてみれば、どうせ国から全額保険で出るわけだから薬は使い放題である。まるで薬の人体実験そのものである。

このようにして患者たちは、ただ難病の特定疾患患者とされ、何もわからず、なすすべもなく医者の言うままの治療を受け続ける。そして最期まで難病病棟から出られず、亡くなってしまうのである。

●膠原病（自己免疫疾患）の離脱症状

このような膠原病の患者さんが来訪することがある。プレドニンをはじめ様々な薬の離脱状態が人によって異なり、これをクリアするのは大変である。その症状は筆舌に尽くしがたいような、むごい状態の人も中にはいる。まさに病状の悪化である。

これらはアトピー性皮膚炎の重症者の離脱症状と同様、医師が一番見たくない、また目をそむけてしまう症状だろう。なぜなら、自らの間違った薬物治療でこさえた患者の真の姿であることを、医師は分かっているからだ。

しかし、この離脱症状さえ乗り切れば、あとは回復の流れに乗るだけで、そんなにむごい症状にはならない。ほとんどの人が七〜八ヶ月の湯治で見違えるような状態に戻っていく。約一年程度の湯治後、通院していた病院で精密検査をしているが、抗原抗体反応も治まり、膠原病として異常な状態が認められなくなって、これも驚くのは医者ばかりである。

現代医療は自ら膠原病を、免疫抑制剤プレドニンの過剰投与で難治性に至らしめ、治らなくなったこの病気を難病指定の全額医療費控除、特定疾患に推し進めてしまったようだ。ひところある政党から、同じ免疫抑制剤のステロイドを使用するアトピー性皮膚炎も難病指定の特定疾患にするような動きがけがあったようだが、それは立ち消えになっている。

このように薬物の過剰投与、過剰服用が難治性疾患者を作り出している。しかし、疾患者がその使用する薬をやめれば、一年程度の湯治で、自然に普通の健康体に戻る。これらはアトピー性皮膚炎も同様である。しかし、服用する薬をやめて体にあらわれるリバウンドを「病状の悪化」と判断する現代医療である限り、根治に結びつける治療法はいつまでも確立できないだろう。

ありとあらゆる疾患に言えることだが、もともと薬を使って治る病気などは皆無である。その病気を悪化させる、つまり難治性にすることはできても、治すことはできないのだ。

あらゆる疾患者が使用する薬を絶って「湯治」を実践し、生活改善をしてみると、すべて同様の結果が現れ回復する。これは奇跡でも何でもない、至極当然のことである。人の持つ自己再生機能つまり自然の治癒は、現代医療では到底推し量れぬものだ。これは、人の体を薬でコントロールするだけの、「まやかしの治療」ではない。

●免疫抑制剤プレドニン、ステロイドが難治性疾患をつくっている

難治性疾患といわれるアトピー性皮膚炎や膠原病等の患者で、ステロイドやプレドニンなどの免疫抑制剤の薬物治療を受けている人々は、もう一度よく考えてほしい。

それらの薬を止めないかぎり、その病気はさらに慢性化、難治化し、体の免疫系に強いダメージを受けてしまうため、根治は永遠になくなる。真にそれらの病気を治す、つまり根治させる治療法は現代医療には存在しない。

ステロイドやプレドニンは、治すための薬ではなく、症状を日常生活に支障をきたさない程度に押さえ込むことが目的であり、その効果はたしかにある。

しかし、漫然と一〇年、一五年とその薬の常用が続くと、徐々に量も強さもエスカレートしていき、やがてとてつもない副作用が出現し、膠原病患者では死に至ることも多い。

またアトピー性皮膚炎患者では、乱用が続くと免疫は阻害され、白内障等眼疾患をはじ

め、さまざまな副作用による疾患があらわれ、黄色ブドウ球菌や溶連菌などの感染症を引き起こして症状は重症化する。

最後はステロイド皮膚症で、皮膚呼吸を妨げられた、冷血動物の肌状に全身変化してしまうのである。

●ステロイド皮膚症患者との出会い

「全国アトピー性皮膚炎友の会」面談で、そのような体に陥った青年と出会った。青年は二〇歳の頃人生を悲観し、自殺を図ったが運よく未遂に終わり、わずかながら精神的後遺症が残っていた。アトピー性皮膚炎はステロイド皮膚症で全身が惨い症状であり、とても社会生活ができる状態ではなかった。

現代医療はアトピー性皮膚炎治療でこのような重症者を今もつくり続けている。しかし世の中の人々はこの事実に気が付いていないし、気付こうともしない。難病疾患者として顔を背けてしまうだけで、その実情を知ろうとはしない。これは現代医療のステロイド、プロトピック軟膏等、免疫抑制剤治療の最悪の健康被害者である。地域社会から疎外され心を閉ざし、家に閉じこもる、このような重傷者がけっこう多いのだ。

このような状態に陥ってしまった重症者は、ステロイドを使い続けてもやがては廃人、また止めても強い痒みや炎症が続き、地獄の苦しみで廃人同様で生きていく他ない。それでも医師は、「現代医療では治らない難病だから一生病気と付き合っていくしかない」という。自らの誤った薬物治療でこのような体に至らしめて、「難病だから上手に付き合って生きていくしかない」と、相変わらずとぼけた言い逃れをしている。

これが、難病アトピー性皮膚炎患者の、ステロイド、プロトピック軟膏等を多用した使用者の末路、つまり重症の「ステロイド皮膚症」である。

かつて、アトピー性皮膚炎で人生の前途を悲観した若い人々の自殺者、また家族を巻き込んだ一家心中事件が相次いだことがある。だが現在、それらの事件はなくなったようだ。なぜなら、アトピー性皮膚炎は難病ではない、自宅湯治、温泉湯治で治るという事実を、患者は知ったからである。

現在全国の温泉湯治場は、アトピー性皮膚炎患者で賑わっている。

●ステロイド皮膚症を七年かけて克服した自殺未遂患者の輝ける明日

このようなステロイド皮膚症の人々が、わずか数年で、まったくのツルツル、スベスベの肌に変わってしまう、つまり治ってしまう治療法がある。

それが、全国で数万人の回復者を出している薬からの離脱療法、温泉湯治である。

この驚くべき効果は、あまりにも現代医療に与える影響が強すぎた。全国の皮膚科クリニックでは、ステロイド治療をためらうことで受診者が激減し、患者は自宅湯治、温泉湯治場に走ったのである。

製薬会社、医療界が、すべてのマスコミを抱えたバッシングを開始した。私はその筋のマフィアに狙われ、身の危険を感じ、その治療法から離れざるをえなかった。今では三〇年前のこのバッシング事件の真相を知る人は少なくなった。

アトピー性皮膚炎患者は自宅湯治を行なったり、温泉湯治場に通いはじめ、現在では湯治は、アトピー性皮膚炎を治すセルフケアとして常識化され、海外にも広まり始めている。

前述の自殺未遂の青年はその後、私が引き取り、一緒に生活しながら温泉湯治を指導した。アトピー性皮膚炎、ステロイド皮膚症は見事に完治して、全身ツルツル、スベスベの体に回復して全く異常は認められない。自殺未遂事件による精神的な後遺症からも回復し、言動も普通の人と変わらないようになった。

現在は、摩周苑の広大な庭園の管理、源泉機器の維持管理、宿泊棟管理など大切な仕事をこなせるようになって、私の頼れる右腕となっている。最近はアトピー性皮膚炎患者の宿泊湯治者を励まし、実体験による経験談も話している。

●薬からの離脱が命運を分ける

自然免疫療法ではこのように、アトピー性皮膚炎を完治させる治療法が確立されている。しかしそのためには、常用する薬を絶たなければならない。絶てばそれまでの薬の強さや使用量によって異なるが、必ずリバウンド、離脱症状が出現する。現代医療はこの離脱症状を、「薬を勝手に止めさせ患者に健康被害を与えている」と決めつけ、非難してくる。

しかしこのリバウンドは回復に繋がるもので、決して悪化ではない。長い間ステロイドや免疫抑制剤、プロトピック軟膏等により免疫作用を抑制されていた状態が、それらの使用の中止によって解放され、免疫が活発に働き始めたために現われる「好転反応」である。

したがってこれらを促進させ感染症さえクリアできれば、いずれアトピー性皮膚炎はツルツル、スベスベの皮膚にもどる。最後は自律神経の異常な働きも治り、正常な免疫システムが作用するようになり、アトピー性皮膚炎がまったく出ない体に完治するのである。

●アトピー性皮膚炎が完治したということは

アトピー性皮膚炎が完治した時点で血液検査をしてみると、ＩｇＥは正常値であり、食物、花粉、ハウスダスト等あらゆるアレルゲンに対しズレて働いた免疫システム、抗原抗体反応は治まっている。つまり正常な免疫システムが作動する体に戻っているのである。免疫はそれらのアレルゲンに対し、「敵」であると認識し、一度はそれぞれの抗体をつくって攻撃をしたはずである。一度抗体をつくって攻撃をしたのであれば、免疫システムはそれらを記憶しており、体の外から次から次へと入ってくるアレルゲンに対し、自動的に準備している抗体で攻撃をつづける。そのため抗原抗体反応は永遠に続き、止むこと、つまり治ることはないはずである。現代医学ではそのように判断している。

私は全国各地で二五年間、アトピー性皮膚炎の治し方を講演指導してきたが、このメカニズムについての質問を医師から受けることが度々あった。しかし、現代医学のその判断は、誤りであった。

人の持つ免疫は、常に学習している。自律神経失調が正され、正常な免疫が作用する体に戻れば、自らの体にとって敵であるのか、そうでないのかを的確に判断できるようになる。そうなると、誤って作動した抗原抗体反応は取り消されることになる。これが、「免疫の学習」である。

これは、自己免疫疾患のリウマチ、膠原病患者にも同様のことが起こっている。しかしこの事実を現在、現代医療は黙殺し続けている。

●免疫は学習している

これは「真実に値する事実の証明」、つまりエビデンスである。この事実が公の機関で立証され認められれば、世界的大発見であり、現代医療のアレルギー疾患、アトピー性皮膚炎等のステロイド、プロトピック軟膏による治療は、根底から覆されることになってしまうだろう。

現在、私の施設からは三万人を超えるアトピー性皮膚炎の回復者が出ているが、そのすべての人が、ズレて働いた抗原抗体反応が治まり、正常な免疫が作用する体に戻っている。回復前はさまざまなアレルゲンに反応して痒み炎症が出ていたが、回復後はすべての人の体が、それらのアレルゲンを敵ではないと判断して無視し、誤った攻撃をしなくなった。つまり、免疫システムは過去の記憶を取り消し、正しい判断をするようになったのである。

したがって血液検査の結果でも、ＩｇＥの値は正常値であり、痒み炎症が全く発症しない体に戻っている。これらは、温泉湯治・自宅湯治の実践者、延べ一五万の臨床例から得られた事実である。

●アトピー性皮膚炎、真の「根治治療」

しかし現代医療では、アトピー性皮膚炎患者のステロイド使用中止によって現れるリバウンド、離脱症状を、病状の悪化と言わざるをえない。回復に繋がることを認めてしまえば、前述のように、その医療は根底から覆されることになるからだ。

したがって現在でも薬を中止したために現れるこれらの離脱症状を悪化であると騒ぎ、「民間療法が患者に健康被害を与えている」と、次元の低いことを言わざるをえないのである。

さまざまな疾患者が長年常用する薬を絶てば、一時的に、病状の悪化とみてとれるようなリバウンド——東洋医学では「好転反応」と呼んでいるが——が、強い弱いという程度の差はあるが、必ず出るものだ。これは先にも述べたが、服用してきた薬やステロイド剤が体の治癒系の働きを阻害し、働けないようにしていた状態が、薬物投与中止によって解かれ、突然自分の体を健康にしよう、健康な体に戻そうとする治癒系つまり免疫系の働きが活発になった証拠である。

したがって生活を改善し、湯治によりこの離脱症状さえ促進すれば、あらゆる慢性疾患、難治性疾患の改善・回復が可能である。これが真の「根治療法」なのである。

●温泉湯治の「好転反応」を説いていた後藤艮山

これらの好転反応、離脱療法の手法は、先の温泉湯治の歴史の項でも述べたが、日本では三〇〇年前、江戸中期の医師、後藤艮山《こんざん》がすでに、温泉湯治場で庶民に説いている。「浴すれば腸内やわらぎ、積気もくつろぎ、食進み出れば治るなり」。また好転反応については、「瞑眩せざれば、その病は癒えず」と説いている。

この「めんげん」は、腫れ、発熱、痛み、炎症などを起こして病気が治ろうとする副交感神経作用であり、現代では消炎鎮痛剤やステロイドホルモンなどを使ってこの瞑眩反応を止めている。これらは不快な症状ではあるが、病気が治るためのステップであり、代謝を促進するこの瞑眩反応を止めてはいけない。

つまり瞑眩反応は、精神的・身体的ストレスにより交感神経の緊張状態から解放されれば、生体が自ら起こしてくる反応である、これを人為的に引き起こし、病を癒す術が、

「温泉湯治」なのである。

三〇〇〇年前の医師によって好転反応や離脱症状が既に説かれていたとは、東洋医学の歴史を感じさせる。まさに湯治は、日本の伝統文化である。

●一日三時間の湯治を一年したら人の体はどうなる？

がん患者をはじめ慢性疾患、難治性疾患の人々が、一日三〜四回、合計三時間前後の湯治生活を来る日も来る日も毎日繰り返し、適切な指導を受け、食養生を続けたとする。これが三六五日間、つまり一年経過すると、それらの疾患者はどのような体に改善されるのだろうか？

これは医者を含めて世の中の人は誰も分からないはずである。なぜならそのような研究を三五年間続けている人々は、私が関係する者の他に誰もいないからである。

一日合計で約三時間の湯治をした場合、一年で一一〇〇時間に達する。したがって、年に一〇〇〇時間程度の湯治が実践できれば、がんを筆頭に大方の難治性疾患者は自律神経失調の症状が正され、回復にこぎつける。アトピー性皮膚炎ではズレて働いた抗原抗体反応は治り、正常な免疫システムが作用する体に改善される。つまり健康な体に戻るということである。

ただし一つ条件がある。それは回復を妨げる薬物の使用を、計画的に減量し、最終的に絶つことである。

そして、一日二～三時間の湯治の時間をつくるのは難しい、忙しくてとても、という人がほとんどだと思う。これはあくまで一つの目安として掲げ、暇さえあれば湯治をするという生活習慣をつくればよい。時間も上手にやり繰りすれば何とかできるものだ。

一年かかろうと二年かかろうと、病気が悪化の一途をたどるのではなく、確実に健康な体に戻っていくのであれば、輝ける明日が見えてくる。そうすれば、回復というゴールに辿り着くのは、時間の問題であるはずだ。

●湯治をしながら祈り続け、すい臓がんを克服した七四歳の女性

ある日、札幌に住む七四歳の女性から電話が入った。札幌の書店で『ガンの自然免疫療法』（拙書、花伝社、二〇〇七年）を買って読んだという。すい臓がんステージⅢで、さまざまな治療はしてきたが、わけあって現在は病院の治療を全く受けていないという。ぜひ湯治がしたいから指導をしてほしい、とのことだった。

私の興味が湧いた。ステージⅢで全く治療を受けていない……まだ体は強いダメージを受けていないはず、回復が早いかもしれない。私にとっては貴重な臨床例になるはずだと思った。

彼女はある新興宗教の幹部で、会員には病気は回復を信じて祈り、自分で治しなさいと指導する側だという。そのようなわけで、「そちらで湯治をしたいが、長期間自宅を抜けられない」とのことである。それでは回復は難しいと思ったが、「もしかして、この人なら電話による指導だけでも回復は可能かもしれない、受けてみるか」という気になって、結局指導を引き受けることにした。

それからは、多い時には週に二、三回は電話がかかり、その度に熱い指導を行なった。「気」の高揚をはかり、生活改善、湯治指導を徹底して続けたのである。

三ヶ月ごとに病院で検査を受けた報告があったが、九ヶ月過ぎたあたりから自律神経失調の改善が著しくなり、病状の改善が進み、頻繁に連絡が来なくなった。

そしてある日、外出中に携帯に女性から電話が入った。声が上ずっている。何かあったのかと思うと、女性は泣きながら「先生！　がんがなくなりました。がんが消えたのです、治ったのです」と言った。そして、「担当の先生（医師）に湯治で治したことを話してもいいですか！」と、大きな声で叫んでいた。私が「Kさん今どこにいるの」と聞くと、病院の医師の前で結果を聞き、嬉しくてたまらなくなって、その場で電話しているという。

当然だが、よほど嬉しかったのだろう。それにしても、また医師に湯治の効果がバレてしまった。湯治を始めて一二ヶ月後であった。その間三回ほど来苑し温泉湯治をしただけである。

その後女性は家族四人で摩周苑にお礼参りに来て、がんで湯治中の人々に体験談を話してくれた。会員は皆、自分ががんであったことを知っているという。私は彼女に、

「Kさん祈って、祈って。自分のがんを自分で治したのだから、会員にもそのように指導を続けるように」

と勧めた。現在は方々で、がん克服の体験談を発表しては会員を指導し、布教活動を頑張っているという。

それにしても、人が備える免疫は、年齢に関係なく素晴らしい働きをするものだ。Kさんは一年間で一〇〇〇時間を目標に湯治に励んだという。七四歳で一日合計三時間のペースで湯治ができるとは、凄いことだと感心する。今日も湯治しながら祈るKさんの姿が目に浮かぶ。またひとつ貴重な指導を体験した。

●がんの温泉湯治研究開発秘話

一九九二年、拙書『温泉療法で治すアトピー性皮膚炎』（大陸書房）の出版記念特別講演会を、翌年七月、東京の有楽町ホールで、アトピー性皮膚炎を考えるシンポジウムとして開催した。内外から一七〇〇名を超える人々が集い、パネルディスカッションを行なうなどシンポジウムは成功裏に終わった。

講演者は日本の医学界でも著名な先生方ばかりであったが、アメリカのホリスティック医学の第一人者であり、現代アメリカで最も影響力を持つ二五人の一人に選ばれたアンドリュー・ワイル博士がいた。

博士は特別講演のなかで、

「今でもアメリカンインディアンのような伝統的な生活を守っている人々の間では、がんは比較的まれであり、近代都市に住んでいる人々の中で極めて発症が多い。それは、我々の生活環境やライフスタイルに多くの問題があるからに他ならない。がん治療においては、自然療法により患者の治癒系を活性化させ、内なる力、自然治癒を向上させ、免疫力を高める治療法が、期待できる最良の方法だ」

と発言された。

さらに日本のがん医療の第一人者・帯津良一博士は、

「がんに効く特効薬は現在もないし、これからもできない。また遺伝子レベルの研究開発も進んでいるが、がんを治す治療には至らないし、大きな成果にはつながらない。西洋医学のものの考え方では、対症療法になってしまう。がん治療の答えを求めるのであれば、それは東洋医学的な考え方であって、がん患者の術前、術後であっても免疫力をいかに高めるかに視点を置いた、代替療法の中にあるはずだ」

と語っていた。

当時私は、アトピー性皮膚炎の自然療法、温泉湯治を全国的に展開していたが、二人の博士の講演をきっかけに、がんの自然免疫療法の研究をはじめた。

以来三〇年が過ぎたが、おかげで、がんの温泉療法が確立できたと自負している。

●アメリカは代替療法にシフトしている

日本では二〇二一年、人口の約二九%が六五歳以上という時代にすでに入っている。あと数年で団塊世代全員が後期高齢者となり、国民医療費はさらに膨れ上がる。

このままでは医療保険の破綻は時間の問題であり、これを回避するためには医療制度改革が急務である。

日本の現状を尻目に、現在欧米先進国では、がんの代替医療が急速に増加している。西洋医学と代替医療を合わせた「統合医療」も盛んに行なわれている。特にアメリカでは代替医療が盛んで、日本の厚生労働省にあたるＮＣＩに公の「補完代替医療研究所」が設置されているほどである。すでにがん患者の四人に三人が抗がん剤等の化学療法は受けず、ヨガ、瞑想、食事療法、睡眠、音楽、呼吸、イメージ療法といった代替療法にシフトしている。

その結果、がん患者の死亡者数が毎年三〇〇〇人減り続けているという。

このように日本以外の先進国では、抗がん剤、放射線治療等、化学療法は既に見切りをつけられ、代替療法が主流となり、盛んに行なわれている。こうなると、医療費削減も顕著である。

これら事実が、日本では一切報道されないのが不思議だ。すべてのマスコミに報道管制が敷かれているようでならない。

アメリカではまだ本格的な温泉湯治療法は行なわれてないが、機会があれば、日本の伝統文化であるがんの温泉湯治について講演を行ない、実際に指導をしてみたいと思っている。

第6章　温泉療法の極意

●がんを克服する「大切なものの考え方」

ここで温泉湯治・自宅湯治によってがんを克服するためにはどのような方法で行なうのか、またどのようなことが大切かを述べていこう。

まず、自然療法では、がん克服の過程で、適時適切に現代医療の医学的検査を受けることが大切である。なぜなら、がん克服への実感がそれらの医学的検査の度に得られ、精神的・身体的にも回復に相乗効果をもたらすからである。

さて、自然療法でがんを克服するためには何が大切なのだろうか。

それは、がんという病気を難しく捉えないということである。難しく捉えれば捉えるほど、その発症原因も治療法もわからなくなってしまうのだ。

がんといえども長年の生活の中で自らつくった後天性の疾患であるなら、その発症原因もその治療法も生活の中にあるはずだ。このように考えれば、その治し方は容易に見えてくる。

またその治療法は、生活改善という実にシンプルなものでよいことが分かる。

先天性の疾患ではなく後天性、つまり自らの生活環境、生活習慣の中でこさえた疾患であるからには、どのような病気でも同様に、その治し方は生活改善というセルフケアにあるはずで、他にその治療法はないと心得ることが肝要である。

そしてその病気を治すために、決して薬物に依存しないということである。

緊急時、ケース・バイ・ケースで薬を使用せざるを得ない、また一時的に使用したほうがよい場合もある。緊急手術、救急救命措置などにおいて、日本は世界一を誇る技術を持っている。またがん患者では、帯状疱疹など痛みが強い場合、ごく一時的に消炎鎮痛剤を使って凌ぐことも当然ある。

とはいえ基本的に自然免疫療法では、病気を克服するためには、いかに上手に常用してきた薬物を絶つか、また抗がん剤や放射線治療のダメージからいかに逃れるかが大切になってくる。

私はこれらを「大切なものの考え方」と説いている。

本書を読んでも、自然免疫療法・温泉療法、そして自然治癒力というものがにわかに信じられない人も当然いるだろう。また現代医学を信奉している人々は、それらの医療、医師を信じて、引き続き治療を受けていく人もいるだろう。

現代ではがん医療の選択肢は数多い。さまざまな戦略、戦術をとってみるのも良いことである。

要は、自らがのちのち後悔しない「信じる医療」「信じる代替療法」を受けていくことが、回復への近道であろう。

また、末期症状の患者、高齢者の患者で、抗がん剤や鎮痛剤等を服用しながら、病状がそれなりに安定している人も多い。それらの人は現在のＱＯＬ（クオリティ・オブ・ライフ、生活の質）が満たされているのであれば、無理に湯治を勧めない。

これらの人は若い人と違って細胞分裂は激しくなく、がんの進行は緩やかであり、がんと共生しやすい。したがって、安定した状態にある生活を優先させるのも良いことだと思う。体に負担をかける湯治は控え、入浴時間を少し長くする程度で温浴を楽しみ、経過を見守るのがよいだろう。

●がんを克服するための必要条件

次に、がんを克服するための必要条件について述べていこう。

主な必要条件は、①湯治、②睡眠、③食生活、④学習である。

これら四つの条件をいかに満たした生活をするかが、克服への鍵となる。

これ以外にも適度な運動など大切なものがいくつかあるが、それらは文中で合わせて説いていくことにする。

化学療法を絶ち、自宅湯治・温泉湯治により、人の持つ免疫力を本来の状態、つまりがんの発症を許すほど低下した状態から、逆にがん細胞を攻撃し撃退する状態にまで回復させるのに必要な期間は、人によってさまざまである。

治すための条件の満たし方や病状の度合い、精神的・身体的なダメージの受け具合など、さまざまなファクターが関係するため個人差が大きいが、概ね八～一二ヶ月、人によっては一四ヶ月程度が必要である。

一日平均三時間の湯治を実行した場合、一〇ヶ月間で九〇〇時間に達する。概ね一年で一〇〇〇時間の湯治を実践すれば、自律神経のアンバランスが正され、人の体は、ほぼ健康な体に戻るということである。

しかし、一日三時間の湯治が体力的にきつい人も中にはいる。したがってひとつの目安として掲げて、自らのペースで無理しないで始めていくのがよい。その期間中で体力がつき、自律神経失調の改善がすすみ、免疫機能が回復するための条件が体に整う。そのための期間は、早い人では四～六ヶ月程度である。

●がんのアポトーシス（がん細胞の自殺）

その辺りから人によっては顕著な回復が始まり、本人や周りの人が毎日その回復を実感できるほどの元気さを見せる人もいる。ステージⅠ、Ⅱ程度の人では、がん腫瘍が大きくも小さくもならない時期が三～四ヶ月続き、その後突然がん細胞の退縮が始まり、さらにアポトーシス（がん細胞が自ら消えていく現象で、がん細胞の自殺ともいう）により、がん細胞の消滅が始まる人もいる。

また、手術で摘出不能のがん腫瘍や転移部のがん縮小、消失が始まるのも、概ねこの時期辺りからである。実際、医学的検査でも、この程度の期間で血中のリンパ球が一立方ミリメートル中二〇〇〇個を超えてＮＫ細胞が活性化し、奇跡ともいえる改善が認められる人が多いようだ。

にわかに信じることはできないと思うだろうがこれは事実である。それぞれ自らの体で「湯治」を実践し、回復を実体験してほしい。一〇～一五日もやってみれば、これならいけるという実感が生まれ、輝ける明日が見え始めるだろう。

ただ、このような状態まで回復しても、まだがんが治ったわけではない。いくら喜んでもいいが、決して油断してはならない。まだ体内では、がんと闘う免疫力の方がわずかに強い程度なのだ。

そのまま頑張り続ければよい。そうすれば、顕著な回復が得られる時期がまもなく訪れることになる。

① 湯治

●第一の条件、湯治を日課にする

実際の湯治のやり方について、一番大切なことであるため、具体的に詳しく述べていくことにする。

湯治は普段の生活の三～四倍の体力を消耗するものであり、がん患者の場合、体力的に逆効果になることもある。したがって末期症状の患者、高齢のがん患者ですでに食欲もなく体力的に衰弱が著しい人は、通常の入浴程度に留め、決して時間をかけて行なう湯治はしてはならない。これは重症の高血圧の患者、急性炎症性疾患患者、急性感染症者も同様である。また癲癇《てんかん》の持病者は、付添人がいない限り湯治はしてはならない。

●湯治で冷めにくい体に

昔から日本人は、風呂に入る習慣がある。最近ではシャワーで済ます人もいるようだが、普通は、四二〜四三℃の高温で二〜三分湯船につかり、体を温め、汗が出始めたら上がる。これらに要する時間は平均二二分間とされ、これが単に入浴といわれるものである。温泉旅行に行ってもこのような入り方が普通である。

しかし、湯上がり後の三〜五分は確かに体も温かく、それなりに汗も出るが、そのような入浴では、皮膚の表面下一センチほどしか温められていない状態にすぎない。したがって、治療としてはその効果は乏しい。

高温浴では体の表面はすぐに温まるが、湯上がり後冷めやすいという状態である。さらに、高温浴では心肺機能に負担がかかり、体の防衛反応も強く、逆に緊張状態が現われ温熱効果が乏しい。加えて、急激に血圧が上昇することからも危険である。

これらは、高温のサウナにも同じことが言える。短時間のうちに体の皮下一センチほどが温まり、汗もそれなりに出るが、防衛反応によって体の芯まではなかなか温まらない。逆に体の芯まで温めようと入っていれば、高体温による貧血症状で倒れて、意識がなくなってしまう危険がある。

また最近、酒を飲んで泥酔状態で高温の湯に入り、心臓や肺、脳に急激な負担がかかり、溺没死する人が増え、入浴中の死亡者数は毎年二万人を超えている。決して泥酔状態で高温浴をしてはならない。とくに高血圧の人は気をつけるべきである。

●湯治はリンパ球を増やし、全身の病気を同時に改善する至極の治療法

湯治とは湯で治す、ひとつの治療である。基本は、温まりやすく冷めやすい体ではなく、低温浴（微温浴）になじむことを通じて、一度温めると冷めにくい体にすることである。

三八～三九℃（高くても四一℃まで）の温い温度で体の芯まで温めるわけであるから、四〇～五〇分とそれなりに時間はかかるが、一度温まるとなかなか冷めない、冷めにくい体にしていくのである。

つまり湯治とは、ゆっくりと時間をかけ副交感神経を刺激し、しっかり体を温め多量の汗をかくこと、また多量の汗が出るような体に変わるまで毎日これを繰り返すことをいう。

したがって湯上がり後は二〇〜三〇分汗が出続け、脱いだバスローブが汗で重たくなるほどである。本格的に湯治を行う人は、バスローブを三着程度用意して頻繁に取り換えた方がよい。

一回の湯治で出る汗の量は、その時の体の条件にもより個人差があるが、概ね四〇〇〜八〇〇ミリリットルである。従って少なくとも一日約二リットルの汗をかくことになる。

このようにして体の老廃物を排出させ、新陳代謝を活性化させ、内分泌系、自律神経系、免疫系の、歪んで低下した機能の改善をもたらすのである。

自律神経失調の症状が強い人は、湯治後一時間しないうちに体が冷え切ってしまう人が多い。また、四〇〜六〇分と湯治をして体を温めたにもかかわらず、全く発汗がない、また発汗が少ないという人も当然いる。このような体を、いずれ同じ三八〜三九℃で入っても八〜一〇分程度の湯治で汗だくの状態になるまで、また常に温かい体に変わるまで新陳代謝を高め、自律神経失調を改善していくのである。

このような体に変わるまでに、通常三〜四ヶ月、遅い人では七〜八ヶ月かかる人もいる。

●血液循環不全がもたらす疾患

特に、長期間薬を常用している人、暴飲暴食の人、食生活に偏りがある人等、悪い生活習慣が続いている人の場合、血液は汚れ、粘っこい状態になっている。老廃物、脂肪、コレステロールが血管壁にこびりつき、血管の内腔が狭くなっているのである。この場合、抹消血管抵抗により高血圧を発症している人が多い。

高血圧の状態が長く続き、降圧剤の常用が続くと、徐々に血管障害が進行し、脳や心臓、腎臓などに、臓器障害やさまざまな合併症が現われ始める。このように血流障害が起きて、酸素、栄養素、免疫物質を抹消血管まで届けることができなくなればどうなるか。動脈硬化症になり、その結果、脳では最小動脈硬化、粥状動脈硬化が現われ、認知症や意識障害、言語障害、手足の麻痺、さらに脳出血、脳梗塞、脳卒中などが発症してしまう。

また、心臓の冠状動脈に血流障害が起きてしまうと、狭心症や心筋梗塞を引き起こし、心臓の拍動の乱れ、不整脈、心肥大により心不全が発症する。そして腎臓では腎臓機能が低下し、腎不全や尿毒症をひきおこしてしまう。

このようにして人は、日常の悪い生活習慣で気付かぬうちに自ら大病をつくり、そして薬物治療により悪化させ、合併症、多臓器不全を引き起こし、難治性疾患にしてしまっているのである。

慢性化し、難治性になってしまった病気は、現代医療の薬物治療では治すことはできない。さらに悪化を招き、最後は死に至らしめる治療しかないからである。

真に治すための治療をするのであれば、薬物依存状態から徐々に離れ、体に良い生活習慣をつくり、それらを継続すること以外にない。そのためには薬のように副作用がなく、体に優しい湯治が、最も安全で有効な手段であることが理解できたと思う。

●病気回復の湯治は一日四回が理想

温泉湯治施設での湯治では、温泉の含有化学成分による体感温度、温熱効果、また温泉のみが持つ非特異的変調作用、転地等から受ける刺激には優れたものがあり、温泉の持つ総合作用は、自宅における湯治とは全く比較にならない。したがって回復も早いが、ここでは「温熱効果」という共通した条件を満たした場合の、一般的な回復経過を説いていこう。

湯治の回数であるが、病気を克服するための湯治では、その人の体温プラス四℃程度の湯温で、基本的に一日四回の湯治を理想としている。湯治に専念できるのであれば、朝、昼、夕方、寝る前の四回、仕事がある場合は二回または三回となることもある。

がん患者の場合は、体力的な面から、湯治回数、湯治時間を体調によって日々加減することが大切である。

基本的には一回四〇～四五分程度の湯治を、一日四回行なうことが望ましい。

まず朝は起きた時点で四〇～四五分の湯治をしっかりして、昼頃までぽかぽかと温かい体を保てるようにする。

次は昼頃、同じように湯治をして、夕方まで温かい体を保つ。

続いて夕方に三回目、そして最後は寝る前に四回目の湯治をする。

この寝る前の湯治が大切である。しっかり体を温め、その日に受けた精神的・身体的な負荷、加重にかかったストレスや疲労を発散し、過剰に服用した薬物等の老廃物を処理して体を癒し、深い眠り、熟睡を得て、明日への備えにするからである。

これらによって、がんに対する苦しみや不安、恐怖はすべて癒され、明日への夢と希望が芽生えてくるようになる。

このように湯治は、体に血液の循環不全をつくらせずに、体の「機能改善機」のサビ付いた歯車を強引に回し続け、機器の改善、つまり修理をしているのである。

したがって、決して途中で根をあげて投げ出してはならない。真に健康な体を得るためには、湯治時間にこだわらなくてもよい。こつこつと諦めずに、マイペースで湯治を続けていくことが大切である。

●湯治はたいせつな日課

このように自然免疫療法は、来る日も来る日も毎日同じことを繰り返す単純な作業である。もちろん適度な運動も必要であり、偏らないバランスの良い食事も心がけることが大切である。

また多量の汗をかくことになるので、多少の塩分も必要になる。したがって湯治期間中は塩分摂取に神経質になることはない。

そして毎日十分な睡眠をとることの心がけ、つまり昼間であっても眠くなったら寝ることを優先することが大切である。

したがってこのような時期、無理に規則正しい生活を考える必要はない。寝ているか、湯治しているか、食べているか、散歩しているかという、傍から見れば毎日だらだらした生活に見えるが、これでよい。このような湯治生活がすべてを癒してくれるのだ。

水分の補給には、お茶や麦茶、野菜ジュース、ミネラル水など一日一・五〜二リットル飲む人もいる。当然、それなりに多量の汗をかくことになるから、そうしないと血液が濃くなり、脱水症状をおこすことになるからだ。

薬に依存せずこのような湯治を行なってから三〜四ヶ月経過すると、体のあらゆる部分に変化が現われ、病状の改善が始まる。これらは人の持つ本来の自己治癒力、自然治癒力の現われであり、今まで一度も経験したことがないような、体にとっては素晴らしい出来事ばかりである。

このような状態が現われたら、さっそく病院で血液検査してみたらよい。患者本人もそうだが、それよりも担当医師の方が驚き、首をかしげる結果が現われているはずだ。

「○○さんどうしたの、何かあったのですか、何かしたのですか? すごい回復だ、何をしているのですか?」

と、毎回検査の度に質問攻めにあうことになるだろう。

さあ、ここでもうひと踏ん張り頑張ってほしい。

次の検査では奇跡が起きているかもしれない。

●湯治による体の変化と改善

一日二時間、三時間と湯治を始めた当初は、さまざまな症状の変化が体に現われる。人によっては湯あたり、湯さわりという風邪の症状に似た倦怠感や頭痛が現われることがあるが、その時期は湯治を控えた方がよい。つまり体が湯治に悪寒を感じるような時、湯治をしたくないような気分の時、湯治のたびに疲労感が強く現われ頭痛が出るようであれば、無理に湯治をしないほうがよい。

それらの症状は一週間程度で湯治が体になじみ、次第に治まってくる。したがってその後は湯治時間にこだわらず、少しずつ体を湯治に慣らしていくのがよい。

尿の量が少なくなるのは、湯治で汗をかくので当然のことである。

また、慢性的に便秘の状態にあった人が、多量の排泄便を出すことがある。便秘の症状は早い人では一〇日から二〇日、遅い人でも一ヶ月程度で大方の人が改善し、毎日快便が得られるようになるが、強い自律神経失調者では時間がかかることもある。

放屁の量が増えおなかが鳴ることが多いが、これらは湯治によって消化機能が促進され、胃腸の改善が著しい証拠である。

食欲が増すのは当然であり、逆に食欲が落ち、疲れが出るようであれば、湯治の時間を減らすことが大切である。

湯治は予想以上に体力を消耗するものであり、体重一キログラム当たりカロリー消費量は一分間に約〇・〇六キロカロリーである。したがって体重五〇キロの人では、一分間に三キロカロリー消費することになる。一回四〇分の湯治を一日四回すれば、約四八〇キロカロリーが余分に必要になる。

特に湯治後は副交感神経の働きが活発になるため消化機能が促進され、三〇～四〇分経つと強い空腹感が現われる。したがって普段よりも一食分程度は楽に食事が増えても、また間食があっても肥らないから、そんなに気にする必要はない。

腹が減っては戦はできない。

●湯治は体内の大掃除

また、長い間暴飲暴食を続けたり、薬物を常用し内分泌系にダメージを受けている人の場合、湯治を始めてしばらくの間、お湯が白濁したり臭気が強くなることがある。これは強引に血液循環が促進され、体の中の血管や血管壁にこびりついた老廃物の大掃除をしているからである。

アトピー性皮膚炎やさまざまな疾患で皮膚に障害が出てトラブル肌になっている人々では、湯治をする度に大量の皮膚の落屑が続くが、それらは回復にあわせて少なくなる。熱い風呂では交感神経の緊張状態により血管が収縮するが、ぬるい風呂での湯治は副交感神経の働きを促進し、血管の内腔を広げ、血管壁にこびりついた薬物や脂肪等の老廃物や血栓、結石を取り除き、体外に排泄し、血液の清浄化を促している。

これらは湯治のみが持つ典型的な作用効果である。

この時期、通いつけの病院で検査をすると、ほとんどの医者が、あまりに血液がきれいすぎて、逆に血液を濃くするとんでもない薬を処方するが、決して使ってはならない。これは副作用が強い薬だ。お付き合いの気持ちで処方されるままにもらってきて破棄する人がいるが、なんとももったいない話だ。

それでもまだこの時期では、患者は医者に湯治をしていることを言わない人が多い。したがって、医師はなぜ血液が綺麗なのか分からない。ただ首をかしげるだけである。

●おなじ汗でも大違い

血液の循環を促し新陳代謝を活発にする方法として、湯治以外に、簡単に実践できる運動がある。しかし同じ新陳代謝でも、運動と湯治では違った結果に繋がる。

運動は自律神経の交感神経を刺激する。そのため汗の出る場所は脇の下、額などの局所的な部分に限られやすい。また体に蓄積された薬物等老廃物の排出は少なく、汗の主成分は水分がほとんどである。

これに対して湯治の場合は、自律神経の副交感神経を刺激することになる。したがって汗の出方も全身的で、水分だけでなく、そのほとんどが体に不要な老廃物であり、これらの排泄が盛んである。

同じ汗でも、湯治によってかく汗と運動によってかく汗は、このように大きく異なった結果から現われている。

この事実を知る医師は少ないが、湯治のこの典型的な作用が、血液循環不全によって発症したすべての病気を治しているのである。

体を動かす運動は確かに大切である。しかし度を越した運動量は、逆に体にとってマイナスに働くことにもなる。見事な体に改造したボディビルダーやレスラー、アスリートにしても、すべての人が免疫力が高いとはいえない。がんや生活習慣病になる人は多い。

しかし湯治を大切にする人々、温泉愛好家には、がんや生活習慣病の患者が少ないという事実がある。

したがって運動も大切だが、副交感神経を刺激して内分泌機能を活性化することによる湯治でかく汗は、より効果が大きく大切であることがわかる。そのような治療法は湯治以外にない。

湯治生活により体の機能の改善がすすむと、がんや心臓病、脳血管障害などの生活習慣病、そして血液循環障害によって現われた動脈硬化症、高血圧などの病気の改善が、顕著になって現れる。

●湯治回復の実感

湯治中は血液の循環が促進され、一時的に心臓から排出される血液量は、通常の四〜五倍に達することもある。そして免疫力はそれまでより五〜六倍も高くなっている状態であり、体の改善が顕著になればなるほど、このような老廃物などの排泄作用も盛んになる。

このような湯治生活を続けて四〜五ヶ月経過すると、体の機能が改善するための条件が整い、いよいよ病気の回復が顕著に現われてくる。

例えば糖尿病患者で、血液循環不全により抹消血管の血流障害により足のつま先等、組織の一部に壊死が進行している状態であっても、温泉湯治で確実に改善に向かう。したがって早まった拡大切断手術を受けてはならない。医師は患部の菌が脳に行く可能性があるからと膝下や腿から拡大切断手術をするが、これらはあまりにも無謀な処置であり浅知恵にすぎない。きつい言い方ではあるが、これは傷害事件だ。何も知らない患者は一生不自由な体で生きていかなければならなくなるからには、慎重に他の治療法の選択、それも温熱療法にかかるべきだ。

アルツハイマー（認知症）を筆頭に高血圧、低血圧、痔疾患、膝関節症、動脈硬化症（閉塞性動脈硬化症）、リウマチ、膠原病、アトピー性皮膚炎などの改善は著しい。

これに伴い、失禁、頻尿など排泄障害、泌尿器系疾患、痔疾患、膝関節症などについても、テレビコマーシャルの薬や、リハビリパンツ等のグッズは必要なくなる。夜間に体が冷えて何度もトイレに起きることもなくなり、毎晩熟睡が得られるようになってくる。

●膝関節症は効果が顕著

変形性膝関節症は、もはや「国民病」となっている。現在日本では五〇歳以上の女性の七四％、男性でも五四％、なんと約三〇〇〇万人の人々が、膝の痛みにより階段の上り下りに歩行困難をきたしているという。

湯治はこの膝関節症にも有効である。まったく薬に頼らなくてもその症状の改善は著しく、人によっては普通に歩けるようになり、飛びはねても痛みを感じない状態まで容易に改善している。

腰痛患者も同様、これらの疾患に悩む人々は、今すぐにでも風呂に入って、しっかり患部を温める湯治を習慣にしてみよう。一生懸命にやれば、一週間程度でほとんど楽になるはずだ。

楽になったらそのような生活を続ければよい。決して薬や痛みをブロックする注射などに頼ってはならない、頼れば頼るほど体はだめになる。

何かあるたびにすぐ病院に行って薬をもらう習慣は、やめた方がよい。病院には元気になった体を見せに行くだけでよい。

まもなく病院に通わなくてもよい体に変わるはずだ。気が付いた時には病んだ体は改善され、また太り過ぎがなくなってスリムになり、体は楽になっているのである。

●回復の実感が相乗効果に

がん患者で早期発見による初期症状の人々では、湯治生活四〜五ヶ月もすると、血中のリンパ球はほぼ正常な数値に戻り、腫瘍の縮小が始まり、また消失してしまう人が多くなってくる。

湯治開始後六〜八ヶ月が経過し、湯治、睡眠、食生活、適度な運動がしっかりこなせる状態であれば、免疫力はかなり回復して、がん腫瘍に顕著な縮小、消失が現われているはずである。

かかりつけの病院で二度目の精密検査をしてみるとよい、血中のリンパ球は顕著に増えている。そして完全克服に自信が持てるような、またその時期の目安が立てられるような結果がすでに現われているはずだ。なぜなら患者は毎日の湯治生活で、すでにがんの回復を実感しているのだから。

そのような症状の改善が得られていたら、素直に喜べばよい。自らの体に感謝し、褒めてあげればよい。そうすればさらに回復が促進される。精神面の回復が病気の回復に与える影響は強く、その効果は計り知れないものがある。つまり、ルンルン気分になればなるほど、回復が促進されるということである。

この時期の体を湯治前と比較してみるとよい。体が常に温かく極度な冷えの症状がなくなって、首や肩の凝りがなくなった。疼痛などの苦痛、倦怠感がなくなった。下血や下痢がなくなり、胃腸の状態が良くなった。顔色肌色が良くなり、トラブル肌やイボがなくなった。手足の冷えやしびれ感、こわばり、こむら返りがなくなった。体の違和感がなくなった。血圧が正常に戻っていた。普通に歩けるようになった。久しぶりに友人と会ったら見違えられた……。改善が顕著に現われていて、驚くことばかりである。

そして知らず知らずのうちに、自分が「がん患者」「難病患者」であったことも忘れ、何事にも積極的、行動的になっている。明日の夢が現実になり始めていることに気が付くことになる。

●湯上り後の爽快感は克服のあかし

これらは、人が誰しも備える自然治癒力が、薬物の中止によって、阻害されることなく、ごくあたりまえの働きに戻り始めているからである。湯治によって体を温め、汗をかくことが日常生活の日課として定着し、湯上がり後の爽快感が得られるようになってくれれば大成功である。

一〇〜一二ヶ月経過した辺りで三回目の検査をしたらよい。ここまでくると、すでにがん腫瘍の縮小、消失が認められる人が多い。さまざまな慢性疾患者でも体に異常なしという結果が得られているはずだ。

あとはそのまま継続すればよい。がん、HIV、リウマチ、膠原病、アトピー性皮膚炎、C型・B型肝炎その他、さまざまな疾患者には、湯治と共に過ごす時の流れがすべてを癒してくれることになる。

●がんは温泉の禁忌症？

どこの温泉にも、「一般的な適応症と禁忌症」が掲示されている。

温泉療養を行なってよい病気や症状のことを適応症という。これらは主に慢性の病気や症状が該当する。そして温泉療養をしてはいけない病気のことを禁忌症という。急性炎症疾患や急性感染症などのほか、がんや肉腫、重症の糖尿病、白血病、妊娠初期と末期なども禁忌症にあたるとされている。

それぞれの温泉の適応症、禁忌症は温泉法第一四条に基づき、都道府県知事が定めることになっているが、その判断基準となっているのが、一九八二年の旧環境庁自然保護局長通知である。すでに四〇年近く経過しており、これについては専門家の間で見直しの声も出ている。

がん（悪性腫瘍）が温泉の禁忌症とされている確かな理由は分からないが、おそらく体を温めることによって代謝が促進される、そうするとがん細胞の増殖が盛んになると判断しているのではないかと思う。そうだとするとそれは誤りである。なぜならがん細胞はいたって嫌気性であり、酸素の少ない場所ではその増殖は活発だが、酸素の豊富な場所ではその増殖は逆に遅いのである。

温泉湯治によって新陳代謝や血流が盛んになり、酸素、免疫物質、栄養素が体の隅々まで届く状態になれば、白血球の顆粒球、リンパ球のバランスがとれ、普通の人の免疫程度まで回復するのにさほど時間を要さない。

このような状態まで回復すれば、がん細胞より免疫細胞のほうが強くなり、がんはリンパ球、NK細胞によって駆逐され始める。つまり人の持つ正常な免疫細胞（リンパ球）は、がん細胞より強いということである。これが温泉湯治をするとがん腫瘍が縮小し消失する機序である。

ただし、患者が進行性のがんで末期状態にあり、抵抗力もなく免疫力、自然治癒力が働かない状態であれば、温泉湯治する気力や体力もなく、それは逆効果となる。したがって こうした場合にがんを禁忌症にするのは当然である。

しかし、がん患者の術前術後のリハビリとして、また体力や気力が十分にある患者にとっては、湯治によって体の代謝を促進し、十分な睡眠と栄養をとり適度な運動を取り入れ、生体防御機能、免疫力を高めることが、がんを治す最も有効な代替療法なのである。

② 睡眠

●第二の条件、十分な睡眠をとる

第二の条件は、いかに十分な睡眠をとるかということである。

睡眠は癒しである、毎日、自身にかかる負荷を処理し、明日への体力を備えて健康な体を維持していくためにも、また病んだ体を健康な体に戻すためにも、必要不可欠なことは睡眠である。

日本人の睡眠時間は年々減少し、最近の調査では平均七時間二〇分とされ、働き盛りの三〇代・四〇代では七時間を切っている。上場企業の若手社員を対象とした調査では、睡眠時間が六時間にも達しないという結果が出ている。

あるテレビキャスターは、週に数本の番組を抱えてそれらを精力的にこなし、一日三時間程度の睡眠時間しかないと聞いたことがあったが、その後、胃がんが発見され手遅れ状態だったのか、まもなく亡くなった。

とくに芸能人は仕事や付き合いの面で超ハードな生活が続き、精神的・肉体的に体が受けるストレス、そのダメージは半端ではない。慢性的に睡眠不足状態で、ほとんど深い眠りが得られない生活を強いられ、免疫力は極度に低下している人が多い。

決してこのような自虐的な生活を続けてはならない。ネットニュースでも有名人の突然の難病発症記事が目に付くことが多くなったが、いい仕事を続けるためにも、体をもっと大切にして自制してほしい。

また若い人では、仕事やスマホ、ネット、ゲームに忙しく、昼夜が逆転し、毎日三〜四時間しか寝てない人も多いという。これはライブで全国を駆けめぐるミュージシャンの人々や、人気の売れっ子アイドルなどにも言える。芸能界は、一、二ヶ月も休むと復帰したときすでに自分の居場所はなくなってしまうほど生存競争が激しい世界だが、ファンのためにも、決して自らを見失った生活を続けてはならない。

人は睡眠時間が少なくなればなるほど低体温に陥り、免疫力が低下する。したがって新型コロナやインフルエンザに罹患することにもなる。一〇年、二〇年とそのような荒れた生活が続くと、常用する薬物の副作用も半端ではなく、少なくない人が急性白血病など突発的な致命的疾患を患うことになる。

人間は生身の体であり、ロボットではないのだ。仕事にしても遊びにしても、それらに振り回され自らを見失ってしまうと、このような結果が待ち受けている。

●低体温と睡眠不足

日本人の平均体温は五〇年前までは三六・八℃前後であったが、現代では高い人で三六・二℃、ほとんどの人が三五℃台というデータがある。ということは、それらの人々は全て「低体温者」で、免疫力が低い人々であることが分かる。したがってインフルエンザが蔓延し、新型コロナ等さまざまな感染症に罹患するのである。

これは主に、生活様式の変化によって睡眠時間が減少したためと考えられる。睡眠時間がわずかでも生命維持はできる。しかし毎日三～四時間の睡眠では、健康維持はできない。

この睡眠時間の生活を続け、精神的・身体的ストレスによる疲労の蓄積が継続すると、極度の免疫力低下によって、がんや白血病など致命的疾患を患うことになる。また慢性疲労症候群の結果として過労死や突然死を招くことも十分あり、現在このような人々が増えている。

このように睡眠は、健康という面でも、体に果たす役割から考えてみても、ある一定以上は必要なものである。したがって睡眠で病体を改善していくためには、健康維持以上の睡眠時間が必要になる。

個人差があるためひとつの目安として捉えていただきたいが、病体改善の睡眠時間は、最低でも八時間必要である。ちなみに健康維持の睡眠とは七時間前後、それ以下の場合は生命維持の睡眠しかとれていないということである。

●睡眠不足が低体温をつくり、さまざまな病気を発症

毎日十分な睡眠が確保できないで慢性的に睡眠不足の状態が続くと、人は活力、生命力を失う。免疫力は常に低い状態が続き、常に低体温で冷えの症状や倦怠感が強く、病弱で年中季節の変わり目ごとに風邪をひくような体になっている。がん患者では帯状疱疹が出ることが多く、また頻繁に口内炎やヘルペスが発症することもある。

一般的に睡眠不足が体に与える影響としては、顔や肌色が悪く、目の下にくまが現われ、ものもらい等の眼疾患がたえない、そして皮脂の減少に伴い皮膚はざらざらで、イボや吹き出物が多くなることなどが挙げられる。

さらに首や肩の凝りがひどく、不定愁訴が現われ、体の震え、しびれ感が増し、集中力、思考力、決断力、判断力が鈍る。常に消極的でポジティブに生きる姿勢が失われ、何事も面倒くさく投げやりになり、場合によっては視神経に異常をきたし、視力が著しく低下して視力障害等を起こすこともある。

このような状態が続けば慢性不眠症となる。病院で睡眠剤、睡眠誘導剤、精神安定剤など向精神薬を処方され常用する人が多いが、そうなると思わぬ副作用が出て、その改善は難しくなる。自律神経失調がさらにすすみ、思わぬ疾患に罹患する。

結果として良い仕事はできないし、良い人生は送れなくなる。

人が生命を維持していく上では、内分泌ホルモンが重要な要素を占めている。この内分泌ホルモンの産生と分泌のため、そして明日への備えのためにも、十分な睡眠をとることが必要不可欠である。

●がん患者は眠りがとれない

人は眠る時、脳が休むノンレム睡眠（深眠）から入り、次いで体が休むレム睡眠に移る。そしてそれらが交互に現われることになる。人の体にはもともと体内時計があって、だいたい明け方にはレム睡眠が多くなり、自然に目が覚める。

がん患者にはこのリズムが狂っている人が多い。体は眠っているが不安や心配、恐怖心などにより、夜が怖く、脳が覚醒と休息を繰り返している状態で、ノンレム睡眠に入ることができない。入っても短いため睡眠が浅く、熟睡は得られないため、次から次へと後味の悪い夢を見ることが多く、楽しい夢を見ることが少ない。

このようして睡眠のリズムが狂い、毎日十分な睡眠をとることができない。たとえ睡眠をとるための十分な時間を充てても、とれないのである。

このような場合、がんという病気に対する不安や心配、恐怖心という精神的な落ち込みの回復が得られなければ、なかなか十分な睡眠も得られない。だからといって決して、睡眠誘導剤、睡眠薬、精神安定剤、向精神薬等を使用してはならない。安易に薬の使用を始めると依存状態に陥りいよいよ体がだめになるからだ。

それよりも、風呂でも入ってゆっくり湯治をした方がよい。ばっちり体を温め、汗をかいて寝れば、ぐっすり熟睡できるはずだ。

③　食生活

●第三の条件、食生活を正す

第三の条件としての食生活であるが、医食同源というように、「食は医」である。人間の活動、生きることにとって一番大切なものは食生活である。食生活の仕方、あり方によって、健康維持できるか、病体に陥るのかが決まってしまうといっても過言ではない。

昔の食生活では自然食、今でいう有機栽培された素材が用いられたため、寄生虫の問題を別にすれば、食べ物が体に悪いということはなかった。しかし現代では、体のために安心して食べることができるものは何一つない、すべてが危険食品だらけである。残留農薬に始まり、食品添加物、防腐剤、増量剤、着色料、脱色剤などあらゆる化学薬品により、食品本来の味覚は失われ、素材は変質している。

だからといってあれも危険食品だ、これも危険食品だと食べないでいたら、この時代、食べるものが無くなってしまう。完全に自然食品に徹することも、この時世では困難なことである。

そのような危険食品を食べながらでも生きていかなければならない時代であるからには、それら危険食品に使用されている微量な化学物質を、確実に解毒処理、消化、排泄する、強靭な体をつくることが必要不可欠である。

●健康回復の食生活

次に大切なことは、生命維持の食事、そして健康維持の食事、さらに健康改善の食事を考えるということである。

食事とは体の活動エネルギーを得るために行なうものであり、生命維持のみを考えるのであれば、食べるという行為によりそのほとんどは充足させることができる。毎日ハンバーガーと炭酸飲料で生きているという人も大勢いる。

しかし、必要な栄養の補給がバランス良くできていなければ、体はいずれ病体に陥ってしまう。そこで次に健康維持の食生活を考える必要性が生じてくる。この健康維持の食事とは、栄養のバランス不足により病体に陥らないように気をつけなければならない食事のことである。

具体的には偏食せず、脂質、たんぱく質、炭水化物、ビタミン、ミネラルの五大要素をバランスよく摂取するということである。

がん患者のアンケート調査では、九〇%の人が生命維持の食事は摂れていても、健康維持の食事、病体改善の食事は摂れていなかった。こういった食生活については家族も同様の食事を行なっていることが考えられることから、現在の私たち日本人の食生活は、長期的に見て健康維持すらも脅かすような内容のものであるといえる。

●和食は人類が到達した世界最高の食事

実際の食事であるが、世界一の長寿国を誇る日本人であれば、やはり肉食を少なめにして、和食中心で玄米菜食を心掛けたい。和食は日本の伝統的な食文化であり、人類が到達した最高の食事として認められ、いま世界中に広まっている。

具体的には体の病状に合わせた栄養の強化である。病体改善に必要な栄養素で、食事で摂れないものなどない。毒物でない限り何を食べても、何を飲んでも、体の中の大工場が体に必要なものはすべて製造してくれる。あれを食べないと、これを食べないとがんは治らないということは決してない。

ひとつ言えることは、抗がん剤、放射線治療等、現代医療の化学療法の副作用が、がん患者の食欲を削ぎ、体力を奪い、何を飲んでも、また何を食べても味気なく、つまらない食生活にしているのである。そういうわけで、何を飲んでも、何を食べても、さまざまなサプリメントを愛用しても、それぞれがんに効果はある。

そして労わり、思いやりという体を気遣う食生活を続けていけば、時間の経過とともに、自然に回復していくものである。

何を食べてもよいが、必要な栄養素を考えた食事が大切だということである。

●食によって細胞はつくられる

先にも述べた栄養調査では、野菜の摂取が少なく結果的にビタミン、ミネラルの摂取が少ないという傾向が見られた。したがって野菜やキノコ、海草、手を加えたさまざまな野菜ジュースなどをしっかり摂り、動物性たんぱく質は魚と肉を二対一で摂ることを考え、偏食や過食に気を付け、個人差が大きいので自分の病状に合わせた食事をしていかなければならない。

言うまでもないが偏食や過食の人ほど病気に罹りやすい。言い方を変えれば病人は皆、偏食家、過食家であり、間食家、過飲家である。これらを改善しない限り、真に病気の回復、健康な体は得られない。

食によって細胞はつくられ、体は活動エネルギーを得ている。それらをより良くすることは、病を克服していく上だけでなく、健康な生活を送るためにも、しっかり心得ることが大切である。

くれぐれも「医食同源」であることを食事のたびに思い出し、決して忘れてはならない。

④　学習

●第四の条件、自ら学ぶこと

最後に、第四の条件として、日々自ら学ぶ学習があげられる。

学習は今まで述べてきたすべての条件に共通したことであり、これは患者自身が自ら意識して行なわなければならない。常に今何が大切かをよく学習し、自らをカウンセリングする気持ちが大切である。

長年の生活習慣は、その人の習慣として根付いているわけであり、それらを変えることは容易ではない。好きな酒を飲むことも、好きな喫煙をすることも、また好きなものを食べることも、また遊び惚けることも、度を過ぎて体を壊してしまったら元も子もない。しかし、分かっていてもなかなかやめられない、これが現実であろう。

「脇からの、ちっとやそっとのご意見なんぞで酒は止められない」

「好きなことをして、好きなものを飲んで、好きなものを食べて何が悪い！　それで死ねたら、いつ死んでも本望だ！」

こう居直っているようでは始末に負えない。

習慣というものは、本人がそれをあたりまえに考えているからこそ習慣である。これは個々の生き方に対するひとつのポリシーであり、本人の考え方が変わらない限り、まず習慣の改善は難しい。

ひとつ言えることは、生きるか死ぬかという切羽詰った状況に陥った時に初めて、自ら良い決断をすることになるだろう。誰も好んで死に急ぐ人はいないからだ。

がんになるということは、生活習慣を抜本的に改める、ひとつのチャンスということもできる。この機会を残りの人生にどう生かすか、大切な分岐点であることを心得てほしい。

現代では習慣となってしまった体に悪い生活を見直し、自らの病気は自ら治し、また守るしかない。なぜそのような病体に陥ったのか、冷静に学習して反省し、賢い判断による治療法の選択以外に、健康な体に回復する術はないのである。

●がんは死病ではなかった

人々は過去六〇年間、がんという恐ろしい病気を治すため、抗がん剤、放射線治療を受けてきた。そしてその間に、がんはどのような治療をしても治らない難病、死病であるという間違った認識を植えつけられてしまった。したがって患者は、どんなに苦しく、またきつい治療でも、その副作用に耐え、「がんが治るのであれば」という一念で、すがる思いでそれらの治療を受けてきたし、また受けざるを得なかった。

しかし、がん医療界が好むと好まざるとにかかわらず、それらの治療法はいま、見直さざるを得ない時期が来てしまった。

なぜなら、がんは難病でも死病でもなかった。がんを死病にしていたものは、誤ったその治療法であり、治すための治療をしなかった、あるいは治すための治療法がなかったからである。

現在も、抗がん剤、放射線治療等の化学療法を熱心に受けた患者は、相変わらずバタバタと倒れ逝ってしまい、がん患者の八割を超える死亡者数になっている。

しかしそれらの治療を拒否した患者、見限った患者、そして逃げた患者、また治療放棄されサジを投げられた患者、また自らの過去の生活を悔い改めた患者の延命率は高く、「代替療法」による回復者が増えているのが実情である。

現在日本では一五〇〇万人の患者が、がん治療を受けていると言われている。そして前述のように現代医療から離れた患者は、実に二五〇〇～三〇〇〇万人に上るという。

それらの人々の中には、「がん難民」としてさまざまな代替療法を求めてさまよい、常に再発、転移を気にしながら生活している人が多いと思う。再発させないでがんを確実に回復させる治療法など、どこにもないからである。

自然療法である温泉湯治では、現代医療の抗がん剤等の化学療法から離れている期間が長ければ長いほど、克服はたやすくなる。それらの人々は一日も早く、体が喜ぶ温泉湯治・自宅湯治をした方がよい。再発、再再発して深刻な状態になる前に、いまが最後のチャンスと心得て、行動をおこしてほしい。

●医療関係者も温泉湯治が気になっている

がん治療に携わる医師もやはり人の子であるからには、この時代、医師の中にもがん患者は多い。

そして彼らの中にも、「化学療法は受けたくない」という人は少なくない。これは製薬会社の役員をはじめ、その社員、厚労省関係者も同じで、彼らは代替医療や統合医療、中でも温熱療法、温泉療法に興味を持ち始めたようだ。

最近では医師の来苑が多くなっており、家族総出で短期・長期滞在の湯治に来ている。それも家族全員が医師というケースもあって、さすがに驚いている。

現在多くの大病院が「治療済み」の患者の行く先がなく、収容人数は飽和状態であり、新たな道を模索しているようだ。

彼らほど抗がん剤等化学療法の恐ろしさ、虚しさを知るものはいない。なぜならそれらの治療で死に逝く患者を、毎日のように看取っているからだ。

化学療法に真髄して悟りを開いた医師でない限り、いざとなれば自分の命が大切であることに変わりはない。

しかし彼らの多くは、二、三日や一週間程度の滞在で急ぎ病院に戻り、それが仕事といえども、本意としない治療を患者に施さなければならない。人一倍命の尊さを知るがゆえに、それなりに苦しみ、心の葛藤に言い知れぬ痛みを感じているのかもしれない。

自らががんを患う医師としては、なかなか代替療法である温泉湯治・自宅湯治のことは同僚には話せないものだ。

したがってそれらの医師や看護師等、医療関係者の皆さんは、常に連絡を取り合いながら、自宅湯治を徹底すればよい。自宅湯治であれば誰にも知られず、確実に改善、回復が得られるからだ。医療関係者の皆さんにはそのように指導している。なぜなら現代医療に従事する人の場合、周りに喋ってしまうと、自分の居場所がなくなってしまうこともあるからだ。

●真実見極め取捨選択

がん治療に関しては現在、さまざまな情報が氾濫している。私たちは新聞、テレビ、書籍等のマスコミやネットで、そうした情報をリアルタイムで得ることができる。そしてそれらの情報が、すべて正しいものではないことも分かっている。

しかし、ＮＨＫを筆頭に公共性の強いテレビの医療番組では、抗がん剤、放射線治療、またさまざまな疾患の薬物治療の効果が喧伝されている。もっともらしく語るキャスターや医師の言葉に人々は聞き入り、誤った偽りに近い情報でさえも、それらを真実として捉え、信じ込まされてしまう。

製薬会社が意図的に仕組んだテレビ番組の情報に、決して惑わされ、また騙されてはならない。テレビは真実を語れない。その筋からの無言の圧力もからみ、自らの事業に都合の悪いニュースは「報道してもしなくてもどちらでもよい」という「報道の自由」をもっているからだ。

医師を信頼し、医療を信じるのは良いことである。大いに信じ、信頼してほしい。医療は医師と患者の信頼関係から始まるからだ。

しかし、抗がん剤、放射線治療などの化学療法を決して信じていけない。またそれらの治療をやたらに勧める病院、医師を、さらにそれらをもてはやすテレビ番組を、絶対に信用してはならない。今まで述べてきたように、それらは真にがんを治す治療法ではないからである。

現代はこのような医療情報や治療の手段など、治療を受ける側、つまり患者のしっかりした取捨選択力が求められている時代である。そのためには受け身にならず、自らの体を守るためしっかり学ぶ姿勢が大切になってくる。

何事にも他力本願で依存心の強い姿勢であれば、自ら学ぶことも少なくなるかもしれない。しかし長い間の生活習慣の中でつくりあげた病気であるからには、自分で治そうという意識が必要だ。その意識をもって多くのことを学ぶ姿勢は、自らを守る自然治癒力向上に通じるものがある。

そのことに気付かず他力本願的な治療を続けていけば、さらなる免疫力低下に陥り、治癒からは遠ざかるばかりである。

がんを真に治すためには、まずは現代医療の抗がん剤等の化学療法に頼らず、自ら生活を改善しなければならない。そして湯治により血液循環不全を正し、新陳代謝を活性化させる。代謝異常を正し、血液の清浄化をはかり、歪んだあらゆる機能を回復させれば、「自己防衛機能」「自己再生機能」という二つの機能を併せ持つ自然治癒力、つまり免疫力が高まる。この、「セルフケア」でなくてはならない。

●五つの心得

がんという病気はなぜ発症するのか。なぜ治らないのか。

がんを治すためにはどのような条件を体に満たせばよいのか。

術後再発させないためには何が大切か。

抗がん剤、放射線治療はどのような問題があるのか。

なぜ温泉湯治でがんが治るのか。

これらについて、がん患者の手術前、手術後のリハビリ期、それぞれに見合ったがん克服法を中心に説いてきた。

本書で述べてきた自然免疫療法は、がん患者や難治性疾患患者に共通する治し方であり、万人に共通するがんや生活習慣病、新型コロナ等の予防と克服法でもある。

自分の健康は他人が守ってくれるものではない。また病気も他人が治してくれるものではない。しかし自分で守り自分で治すこと、これは誰にとっても可能なことである。

この自分で守り自分で治すための学習、さらにその実践が、がんを治すための唯一の手法である。

私は、ノーベル物理学賞を受賞した江崎玲於奈博士が、ノーベル賞をとるために五つの「してはいけないこと」を常に心得、実践していた。それを最後に紹介しよう。

がん患者ががんを克服するために、また次代の医療を担う若い医師が真にがんを治す治療法を確立するためにも大切な言葉であり、私の座右の銘でもある。

第一に「従来の行きがかりに、とらわれ過ぎてはいけない」。今まで通りに行なっていては、新しいものは生まれない。ルールが破られるところに創造性が生まれてくる。

第二に「他人の影響を受けすぎてはいけない」。大先生に教えを受けることは大切だが、のめり込んでしまうと自分で自分のプログラムを書く能力を失う。

第三に「無用なものはすべて捨てなければいけない」。現代のような情報化社会では、必要でない情報もたくさんある。

第四に「戦うことを避けてはいけない」。

第五に「何か絶対的なものを信じなければいけない」。科学者は自然の中にある絶対的なもの、法則のようなものを追求する。それらを追求するところに創造性が生まれてくるのである。

これは、がんの治療に携わる医師、そして自らがんを治そうとするがん患者に対する箴言でもある。

難治性疾患は確かに存在する。しかしそれは、現代医療の対症療法からみた場合のみであり、その病気の本質的な意味合いから考えれば、決して治らないものではない。世の中に現代医療が治せない病気が「無数」にあっても、人の自然治癒力で治らない病気は「皆無」であることを知るべきであろう。

おわりに

がんという病気は難病、死病ではなく、最初は「単に経過の遅い慢性病」の一つとして発症したものであった。しかし誤った抗がん剤等の化学療法で、いたずらにがんを刺激し、がん細胞の変異、変成、耐性を招いてしまった。逆にがんの増殖を助けてしまう治療のあり方が、自らの極度な免疫力低下につながり、難病、死病という結果を招いていたのである。

本書の内容は、にわかに信じられないことばかりで、目から鱗であったと思う。

しかし、これらは事実である。

「なんだ、そうだったのか、分かった！」という驚きの中で、自らもがんを克服できるという自信がみなぎり、絶対治る、絶対治す、治してみせると奮い立ち、胸を張り、腕を組めるようであれば、あなたのがんは早々に退縮、消失することになるだろう。

もうすでにあなたの体内では、リンパ球が増え、NK細胞が活発に働きだし、がん細胞の攻撃を始めている。精神的要素がその病気の悪化や回復、つまり免疫力の低下、向上に与える影響は強く、それは五〇%を占めている。これは科学では全く推し計れないものである。

私はさまざまながんの患者さんと出会い、悩みを聞くことばかりだが、三、四時間と話していくうちに、相手の「気」の高揚が顕著になり、精神的・身体的に回復に向かう姿に感動を覚えること、たびたびである。

人の「病」は「気」に始まり、快気もまた「気」に始まるということであろう。

途方にくれて首をうなだれ、訪ねてきた人とはとても思えない姿がそこにはある。患者の体には既にがん克服への「癒しの芽」が芽吹き始めている。あとはその成長を見守ればよい。

人は誰しも自らの体に、この上なき「名医」を備えている。それが内なる力「自然治癒力」である。

魔法のようにがんを治す薬があれば良いのだが、残念ながらそれはない。

しかし人間を始め、生き物すべてが持つ治癒力、つまり「生の営み」の中に備わる「内なる力」は、「魔法使い」ともいえる。

私は現在、日本の東の果て北海道の、大自然の原野の懐に抱かれ、母なる大地から湧き出ずる温泉、湯浴みに感謝しながら生きている。そこには悠久の時の流れに命を育み幾百年、厳しい厳寒の地に歴史を刻む樹々が揚々たる姿で、癒しを求める人々を今も優しく迎え入れる。

清流のせせらぎ、小鳥のさえずり、名も知れぬ可憐な花の咲き乱れる岸辺、四季折々のそれら大自然が人々に備わる治癒を引き出し癒す術を、垣間見ては感動し、癒しを求める人々と共に学んできた。

たとえどのような疾患であろうと、またどのような深刻ながんであろうと、それらが自然治癒する可能性はまだ十分残されている。人の体内ではその「癒しの芽」を育む時期をじっと耐え凌ぎ、待ち続けているのである。

二〇二一年五月一四日
大自然の原野、フォレストイン摩周苑にて　　　　　　　　　　小川秀夫

参考文献

『体温免疫力』（安保徹）ナツメ社
『「薬をやめる」と病気は治る』（安保徹）マキノ出版
『安保徹の病気を治せる医学』（安保徹）ナツメ社
『ガンは治る　ガンは治せる』（安保徹、船瀬俊介、奇埈成）花伝社
『抗ガン剤で殺される』（船瀬俊介）花伝社
『病院に行かずに「治す」ガン療法』（船瀬俊介）花伝社
『ガンの自然免疫療法』（小川秀夫）花伝社
『新版・ガンの自然免疫療法』（小川秀夫）花伝社
『アトピー性皮膚炎の治し方がわかる本』（小川秀夫）かんき出版

大自然に帰依する温泉湯治（ホスメック摩周苑）

温泉湯治場では不特定多数の人々が入るため、免疫力が低い患者では感染症にかかるケースがあり、問題が多い。そのためには患者専用の個人浴槽、個人専用ブースを備えた施設が必要になってくる。ホスメック摩周苑は客室に浴室を備え、一日四回、五回と湯治をするたびに温泉を交換するという、超ぜいたくで徹底した感染症防止対策が整った部屋も備えた、長期滞在型本格的湯治施設である。

大自然の中で患者専用の大浴場、露天風呂を備え二四時間オールタイムでかけ流しの源泉で湯治ができる。泉質は無色透明ナトリウム塩化物泉で、北海道遺産に指定されているモール温泉である。私が所有し手掛けている箱根湯本温泉、福岡原鶴温泉と三本の井戸の中でも温熱効果は特に優れており、希有な泉質で温泉湯治としては至極の効果が得られる。

これらの施設は土地の購入から源泉掘削、建物建設、環境整備と私が企画し完成した施設であり、完成後はがん患者や難治性疾患患者の温泉湯治研究専門施設として医師の協力を得ながら一九年間、臨床データを取り続け今日にいたっている。

しかし残念ながら一室と部屋数が少なく収容人数も二五名程とかぎりがあり、皆さんの要望に応えられない状況にあるが、何とか満たしてあげたいと努力している。

小川秀夫（おがわ・ひでお）
1939年福岡県久留米市に生まれる。青山学院大学文学部第二部英米文学科中退。難病アトピー性皮膚炎、リウマチ、膠原病の温泉湯治による治療法を提唱、また、がんの自然免疫療法、生活習慣病の温泉湯治療法を確立し、顕著な効果を上げる。
主な著書
『アトピー性皮膚炎は温泉で治る』（現代書林、1990年）、『アトピー性皮膚炎に克つ温泉療法』（現代書林、1991年）、『温泉療法で治すアトピー性皮膚炎』（大陸書房、1992年）、『アトピー性皮膚炎の治し方がわかる本』（かんき出版、1994年）、『医者が教えないアトピー性皮膚炎の治し方』（かんき出版、1997年）、『ガンの自然免疫療法』（花伝社、2007年）、『新版・ガンの自然免疫療法』（花伝社、2009年）、『治りたければ、3時間湯ぶねにつかりなさい！』（共栄書房、2017年）
監修に『おしえて！アトピー初級、中級、実践編』（スコラ社）

北海道摩周温泉に湯治施設「ホスメック摩周苑」、福岡県原鶴温泉に本格湯治施設「九州ホスメックリカバリーセンター」を開設、自然療法、温泉湯治療法に励む人々をサポートしている。現在、「ホスメック友の会」代表を務め、がんの温泉湯治、自宅湯治の講演活動に励んでいる。2020年新型コロナ感染拡大により、リモート指導、テレホン個人指導を行なっている。

著者連絡先
●温泉湯治研究施設「ホスメック摩周苑」
〒088-3200　北海道川上郡弟子屈町熊牛原野31線東36-5号
TEL：015-482-3926（リモート指導、個人指導は小川秀夫を指名してください）
FAX：015-482-4062
●小川秀夫に直接繋がる命のダイレクト電話　TEL：090-4352-3189
●ホスメック友の会　TEL：015-486-7084
●「摩周苑」ホームページ、また「小川秀夫」はそれぞれネットで検索してください。

新版・治りたければ、3時間湯ぶねにつかりなさい！
――奇跡の温泉免疫療法

2021年7月20日　初版第1刷発行

著者 ―――― 小川秀夫
発行者 ――― 平田　勝
発行 ―――― 共栄書房
〒101-0065　東京都千代田区西神田2-5-11 出版輸送ビル2F
電話　03-3234-6948
FAX　03-3239-8272
E-mail　master@kyoeishobo.net
URL　http://www.kyoeishobo.net
振替　00130-4-118277
装幀 ―――― 生沼伸子
印刷・製本 ―― 中央精版印刷株式会社

ISBN978-4-7634-1099-3 C0077